患者さんのための
歯周病治療

― 歯周病を理解するために ―

著者　若林健史
　　　飯野文彦

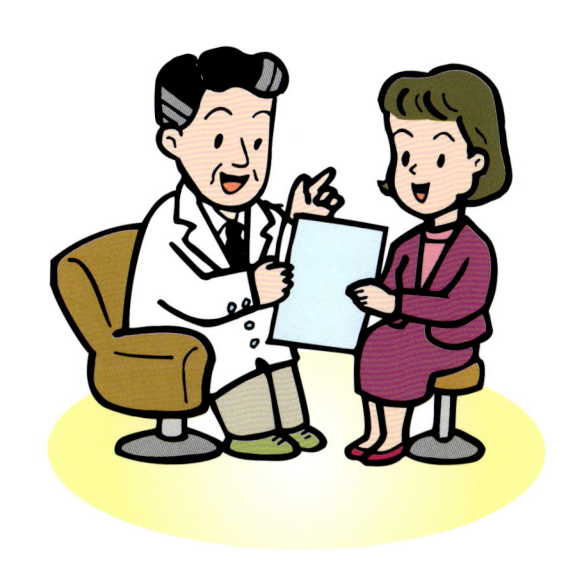

財団法人　口腔保健協会

はじめに

　歯周病は、近年、テレビや雑誌等で取り上げられることが多くなり、国民の歯周病への関心が高まりつつあります。しかしながら、皆さんは歯周病がどんな病気なのか、どうして歯周病になるのか、どうしたら治るのか、本当にきちんと理解しているのでしょうか？

　歯周病は自覚症状が無いまま静かに進行していきます。そして気が付いた時には手遅れになっていたということも良くあります。歯の喪失原因の約60％は歯周病といわれています。そのほとんどが歯周病を正しく理解していなかったために歯を失っています。われわれ歯科医師はそんな悲劇を少しでもなくして、いつまでも自分の歯で美味しく食事をすることができ、さらに健康で豊かな人生を送っていただきたいと願っております。そこで多くの方に歯周病を理解していただくために、本書の出版を企画いたしました。

　本書は、歯周病を5つの項目に分けてイラストなどを用いてわかりやすく説明しました。

　Ⅰ．歯周病とはどんな病気なのか、症状や特徴。

　Ⅱ．歯周病の治療について、①進行の程度を知るための検査方法、②軽度な歯周病の基本的な治療方法、③進んだ歯周病に対して行う歯周外科処置法、④ぐらぐらして噛めなくなった歯を被せて噛めるようにする歯周補綴法、⑤喪失した歯を補うインプラント法、⑥長期的に歯を健康に維持するためのメインテナンス法、に分けて説明。

　Ⅲ．歯周病と全身疾患との関わり。

　Ⅳ．Q&A方式で、初歩的なことから少し専門的なことまでの疑問をくわしく解説。

　Ⅴ．まとめとして、今後の歯周病予防と歯科界について。

以上の項目を知ることで歯周病に対する認識が深まり、自分が歯周病になっているのか自己診断ができるようになります。本書に述べましたのは基礎的なことのみです。歯周病にはもっといろいろな要素があります。もしも、疑いを感じるようならばすぐに歯周病専門医に行くことをお勧めいたします。

　自分の健康は、自己管理のもとに自分自身で守る時代です。全身の健康とお口の健康はかなり相関関係があることが分かってきました。いつまでも健康で若々しくて美味しく食事が頂ける、そんな充実した人生を送りたいと思っている方にはぜひ読んでいただきたい本です。歯周病がどんな病気かわかりましたら、正しい治療を受けしっかりと治してください。そしてホームケアと定期的なプロフェッショナルケアを続けることで、かけがえのない歯を一生涯健康に維持していくことを願っています。

2007年6月

若林健史

◆はじめに

◆歯周病治療の流れ

Ⅰ．歯周病とは

1．歯周病とはどんな病気 ……………………………………… 8
　1）歯周病の症状は ……………………………………… 8
　2）歯周病の特徴 ………………………………………… 9

Ⅱ．歯周病の治療

1．歯周病の検査 ………………………………………………… 10
　1）歯周病の進行を知るための検査法 ………………… 10

2．歯周病の基本治療 …………………………………………… 12
　1）歯みがきはなぜ必要か ……………………………… 12
　2）歯周病を治すためのプラークコントロール ……… 13
　3）スケーリング・ルートプレーニング ……………… 16
　4）咬合調整 ……………………………………………… 17
　5）暫間固定 ……………………………………………… 17
　6）矯正治療 ……………………………………………… 17

3．歯周外科処置 ………………………………………………… 18
　1）歯周組織再生療法 …………………………………… 18
　2）切除的外科療法 ……………………………………… 18
　3）歯周形成外科手術 …………………………………… 19

4．インプラント ………………………………………………… 20
　1）なぜインプラント …………………………………… 20
　2）インプラントの注意点 ……………………………… 21

5．歯周補綴治療 ………………………………………………… 22
　1）原　因 ………………………………………………… 22
　2）治療方法 ……………………………………………… 22

6．メインテナンス ……………………………………………… 24

Ⅲ．歯周病と全身疾患とのかかわり

　　1．心臓疾患 ……………………………………………………… 25
　　2．糖尿病 ………………………………………………………… 26
　　3．誤嚥性肺炎 …………………………………………………… 27
　　4．低体重児出産（早産） ………………………………………… 28
　　5．閉塞性血栓血管症（バージャー病） ………………………… 29

Ⅳ．Q&A

　　1．歯周病を知るために ………………………………………… 30
　　　Q1　歯周病をくわしく教えてください？　また歯周病はどのように進んでいくのですか？
　　　Q2　歯周病はうつる病気なの？
　　　Q3　いつごろから歯周病菌は住み着くの？　またどこから来るの？
　　　Q4　抗生物質は効くの？
　　　Q5　年をとると入れ歯になる人が多いのは加齢が原因ですか？
　　　Q6　妊娠すると歯が悪くなると聞きますが・・・？
　　　Q7　口臭が気になるのですが。
　　　Q8　歯がしみるのは歯周病？

　　2．歯周病を憎悪させる因子（リスクファクター） ……………… 35
　　　Q9　咬合性外傷って何ですか？
　　　Q10　歯ぎしりや喰いしばりにどんな害（症状）があるの？
　　　Q11　なぜ歯ぎしりをするの？
　　　Q12　歯ぎしりはやめられないの？
　　　Q13　タバコは歯周病に良くないの？
　　　Q14　喫煙はタバコのヤニが歯に着くから歯周病に良くないの？
　　　Q15　なぜ歯並びがいい人と悪い人がいるの？
　　　Q16　歯並びが悪いと歯周病にどんな影響があるの？
　　　Q17　矯正治療は歯周病になった人でもできるの？何歳までできるの？
　　　Q18　成人病はストレスが良くないと聞きましたが、どうしてですか？
　　　Q19　ストレスは歯周病によくないのですか？
　　　Q20　口で息をすると歯に良くないと聞きましたが、なぜですか？
　　　Q21　歯を治したことで、歯周病になりやすくなることがあるのですか？

Ⅴ．おわりに

　　1．今後の歯周病治療（予防） …………………………………… 43
　　2．日本臨床歯周病学会 ………………………………………… 44

◆あとがき

歯周治療の流れ

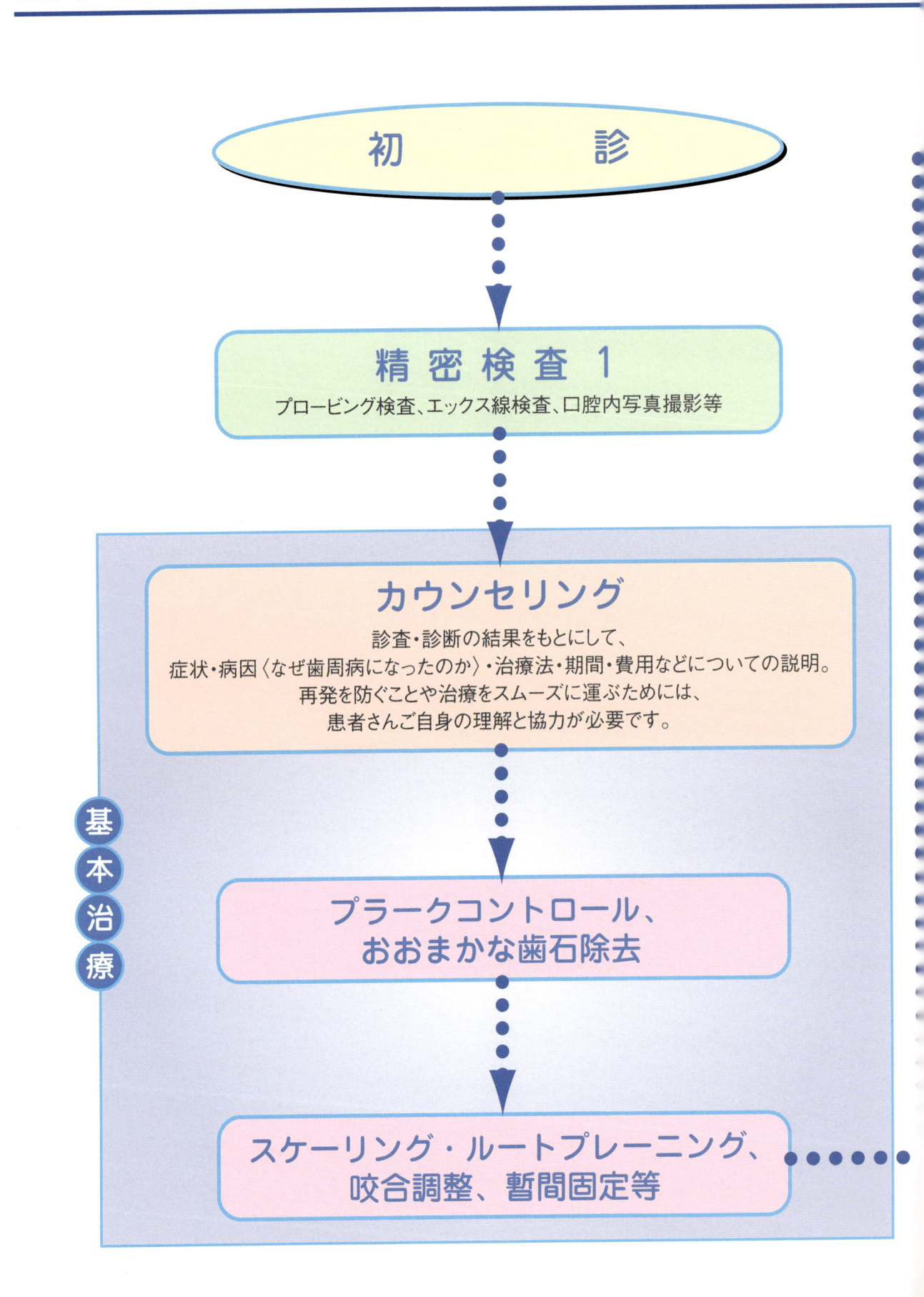

```
初　　　　　診
      ↓
精 密 検 査 1
プロービング検査、エックス線検査、口腔内写真撮影等
      ↓
┌─ 基本治療 ─────────────────────┐
│                                │
│   カウンセリング                │
│   診査・診断の結果をもとにして、   │
│   症状・病因〈なぜ歯周病になったのか〉・治療法・期間・費用などについての説明。│
│   再発を防ぐことや治療をスムーズに運ぶためには、│
│   患者さんご自身の理解と協力が必要です。│
│           ↓                    │
│   プラークコントロール、        │
│   おおまかな歯石除去            │
│           ↓                    │
│   スケーリング・ルートプレーニング、│
│   咬合調整、暫間固定等          │
└────────────────────────────────┘
```

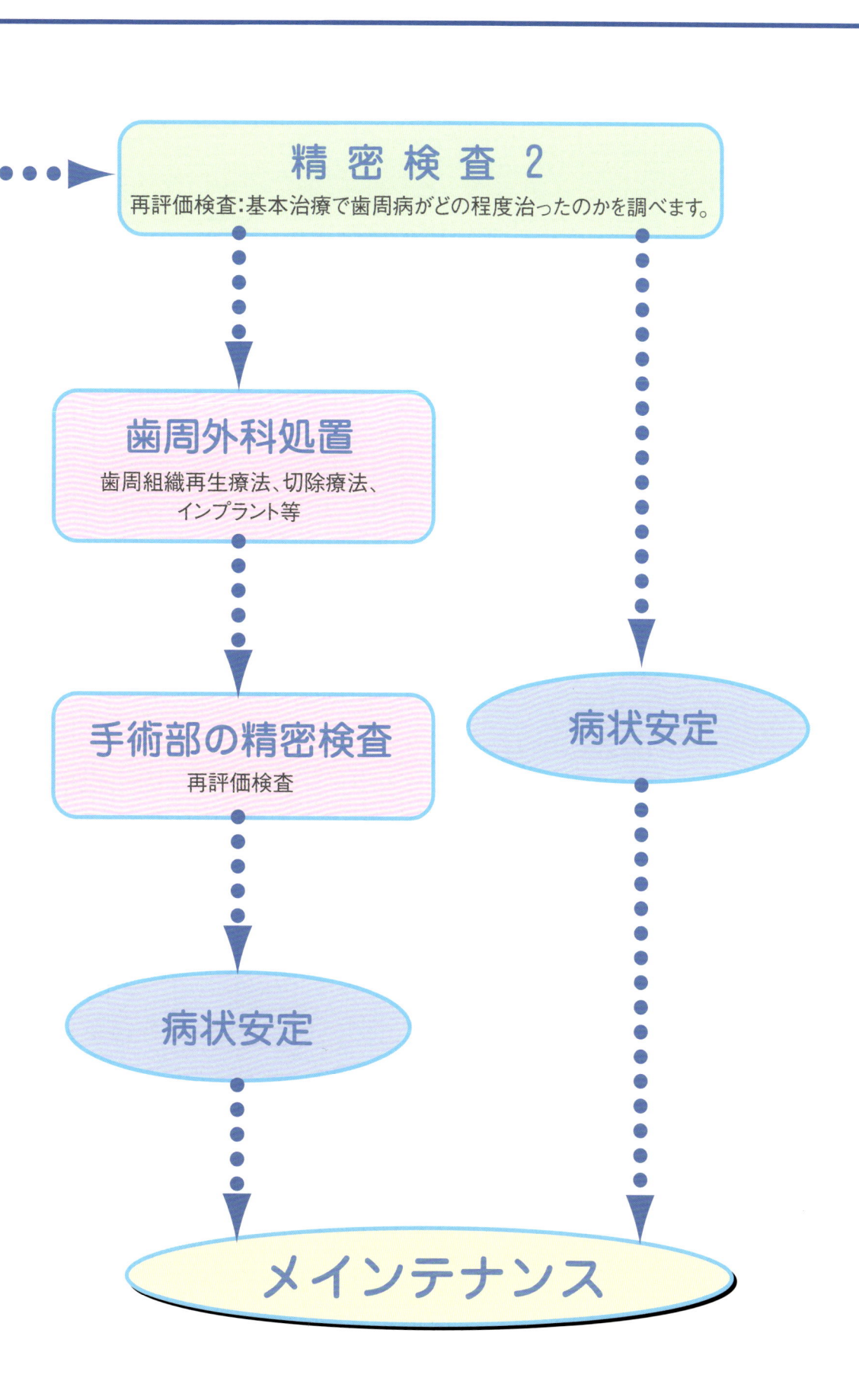

```
┌─────────────────────────────────┐
│         精密検査2                │
······▶│ 再評価検査：基本治療で歯周病がどの程度治ったのかを調べます。│
└────────┬────────────────┬───────┘
         ▼                │
┌─────────────────┐       │
│   歯周外科処置    │       │
│ 歯周組織再生療法、切除療法、│       │
│   インプラント等   │       │
└────────┬────────┘       │
         ▼                ▼
┌─────────────────┐  ╭─────────╮
│  手術部の精密検査  │  │ 病状安定 │
│    再評価検査     │  ╰────┬────╯
└────────┬────────┘       │
         ▼                │
   ╭─────────╮            │
   │ 病状安定 │            │
   ╰────┬────╯            │
        ▼                 ▼
   ╭────────────────────────────╮
   │      メインテナンス         │
   ╰────────────────────────────╯
```

I 歯周病とは

1 歯周病とはどんな病気

　歯周病とは、歯の周りの歯ぐき（歯肉）や歯を支える骨（歯槽骨）が破壊される病気です。かつては歯槽膿漏といわれていました。治療せずに放っておくと歯が揺れ、かみにくくなり最後には抜け落ちてしまいます。歯周病は、30歳以上の日本人の約8割がかかっているといわれています。

1) 歯周病の症状は
　歯肉の赤味・腫れ・出血・口臭・歯肉のかゆみ・唾液のネバネバ・歯が動く・歯肉の退縮・歯が抜けるなどで、この変化は進行の程度によってまちまちです。ほとんどの歯周病は進行が非常にゆっくりしています。

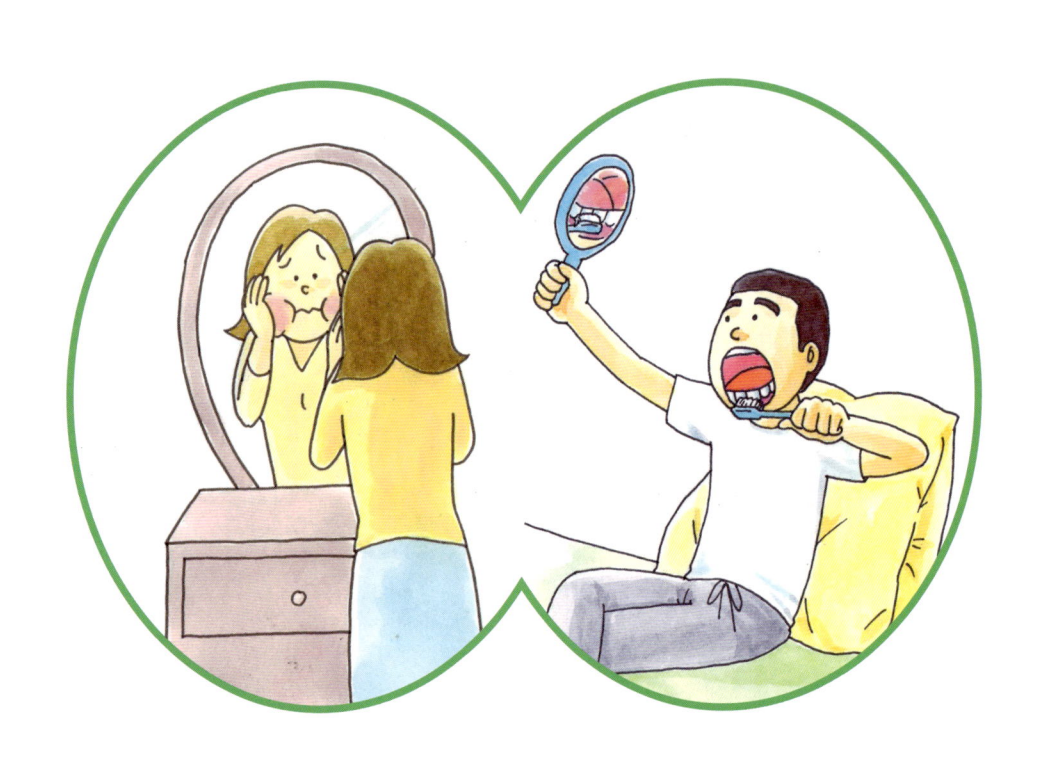

2）歯周病の特徴

かなり病状が進行しても自覚する症状が少ないのが歯周病の特徴です。多くの場合歯周病になっていることを自覚するのは、歯を支えているあごの骨が溶けて歯が動くのを感じてからや腫れて痛みを感じた時です。

> 欧米では歯周病はサイレントディディーズ（静かなる疾患）と呼ばれ、歯周病によるお口の変化にはなかなか気がつきません。

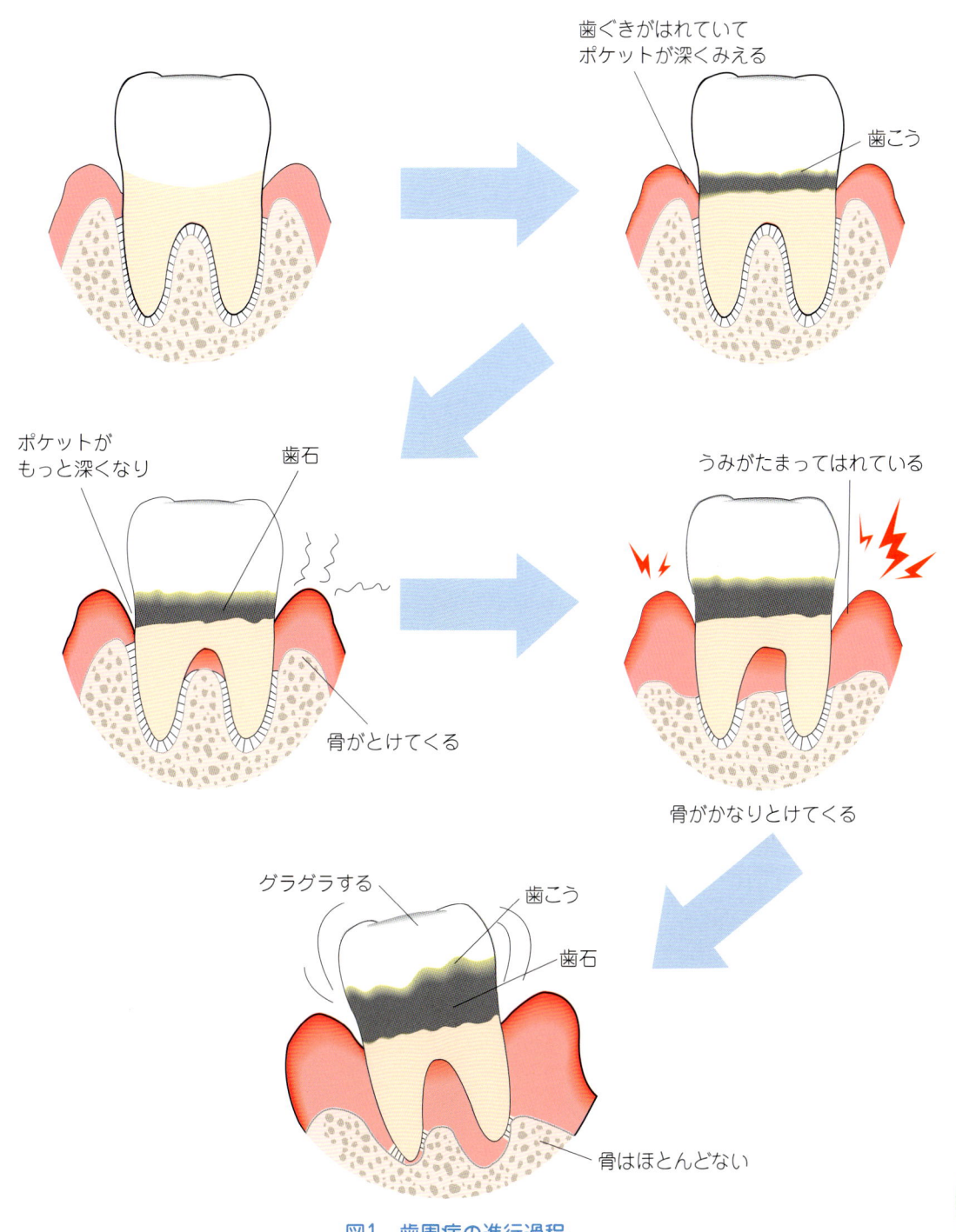

図1　歯周病の進行過程

II 歯周病の治療

1 歯周病の検査

　病気を治療するに際して、その病気がどの程度進行しているのかを調べる「検査」を行う必要があります。それは病気の進行度（程度）を調べることにより、治療法や治療回数などたくさんの情報を得ることができるからです。歯周病も同様で、細かい検査をすることで歯周病の進行度を「診断」する必要があります。

1）歯周病の進行を知るための検査法

　プロービング検査………まず細い器具（プローブ）を歯と歯ぐきのすき間（歯周ポケット）に差し込む検査（プロービング）を行います。プロービングにより歯周ポケットがどの程度深くなっているのか、歯周ポケットから出血や膿が出てこないかなどを調べます。プロービングは20ｇぐらいの力（指先に検査器具を軽く押しあてて爪が白くなる程度の力）で計ります。健康な歯肉だと深くても3mm程度です。

　X線検査方法……X線検査をして骨が溶けていないか、溶けているならどの程度なのかを調べます。X線検査は通常小さなX線フィルムを10～14枚程撮影します。

　動揺度の検査…歯周病によりどの程度歯が動いているのかを調べる検査です。

　噛み合わせの検査…バランスよく噛み合っているか、歯ぎしりや食いしばり等の害がないか等を調べます。

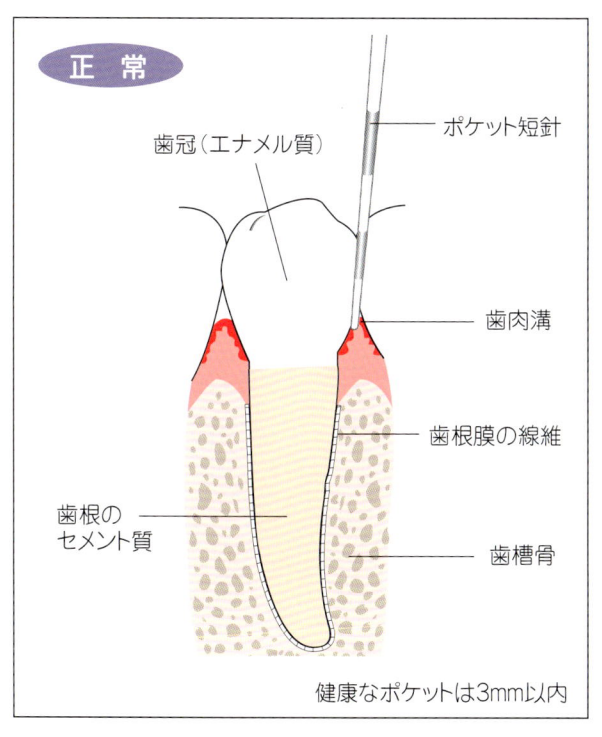

【正常】
- 歯冠（エナメル質）
- ポケット短針
- 歯肉溝
- 歯根膜の線維
- 歯根のセメント質
- 歯槽骨

健康なポケットは3mm以内

図2　健康な歯周組織

【進行した歯周病】
- 歯冠（エナメル質）
- プラーク（細菌）
- 歯石
- 歯根のセメント質
- 歯肉の炎症
- 深い歯周ポケットの形成
- 歯槽骨の破壊が進行

歯周病が進行するほど深くなる

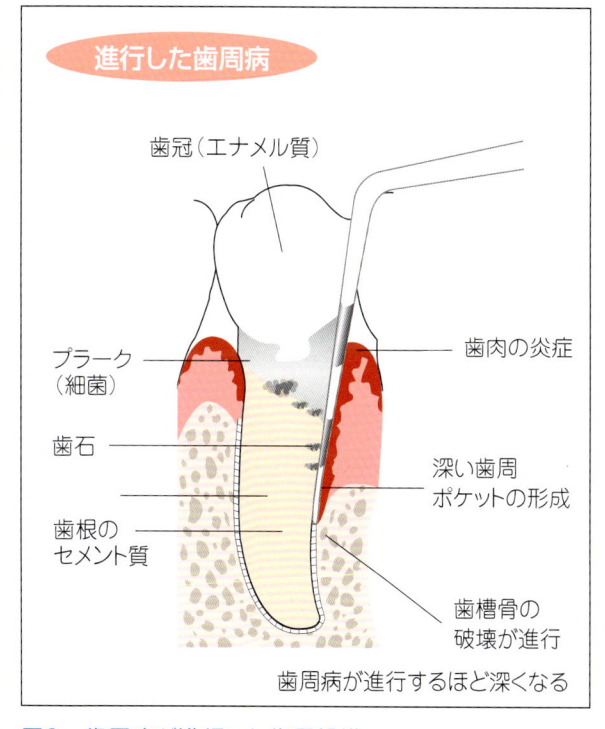

図3　歯周病が進行した歯周組織

お口の中をX線写真で観察すると…

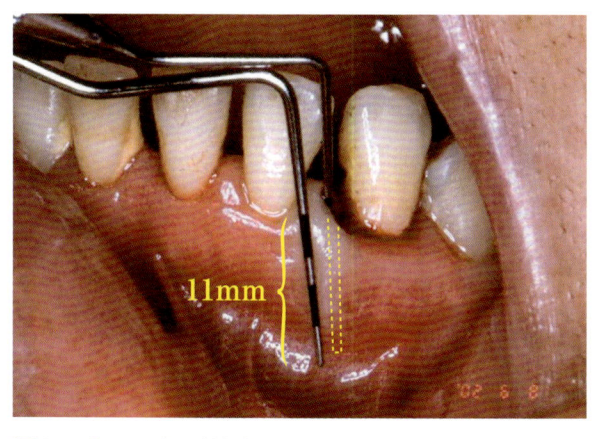

図4　プロービング検査
歯周病が進行してポケットが11mmになっている。
歯肉の内側にプローブが11mm入っている（破線）。

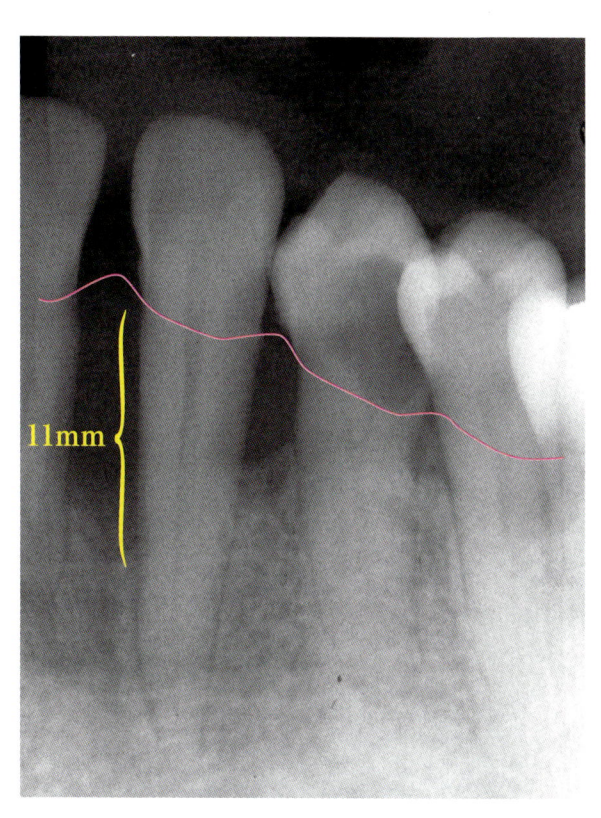

図5　図4のX線写真（黄色で示した部分は骨が溶けている）
ピンクの線は歯肉の位置を示す。

Ⅱ　歯周病の治療

2 歯周病の基本治療

　歯周病の治療は、歯磨きに始まり歯磨きで終わるといっても過言ではありません。歯磨きだけで治る軽度の歯周病もあります。しかし、歯周ポケットが5mm、6mmと深くなってくると歯磨きだけでは治りません。そのような歯周病の治療は歯周基本治療と呼ばれている処置から始めます。

1）歯磨きはなぜ必要か

　人はなぜ歯磨きをしなければならないのでしょうか。野生の動物は歯を磨かないのでむし歯や歯周病だらけなのでしょうか？　また歯ブラシが存在しなかった三千年まえの弥生時代の人たちは、むし歯や歯周病だらけだったのでしょうか？　食生活をみてみると理解できます。

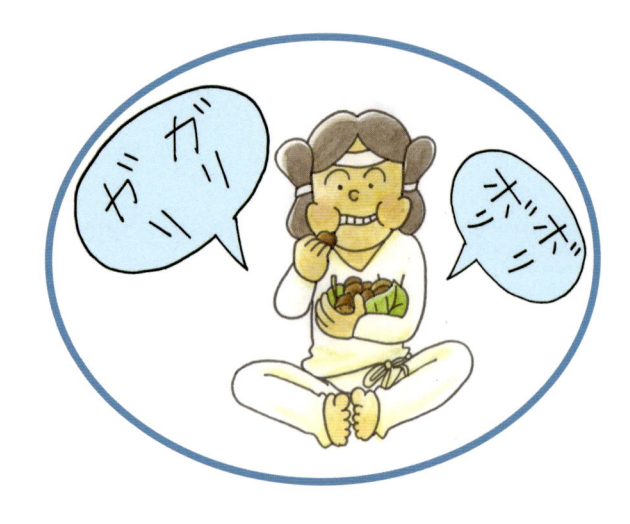

弥生時代：食生活は木の実や草の葉の自然食。動物の肉は生もしくは燻製にして食べていました。1日の咀嚼回数は3,000～4,000回だそうです。よくかむことによって、唾液がたくさんでて、殺菌効果があったようです。

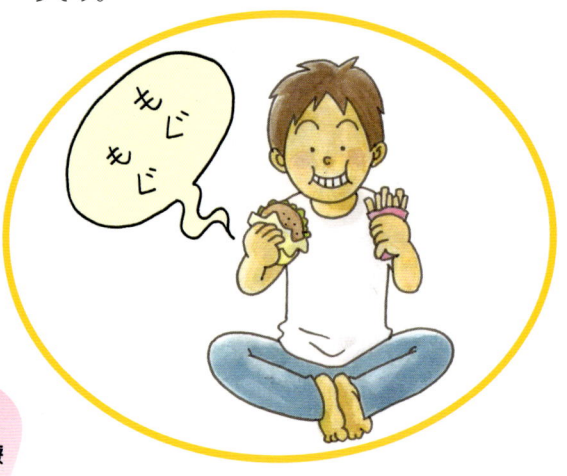

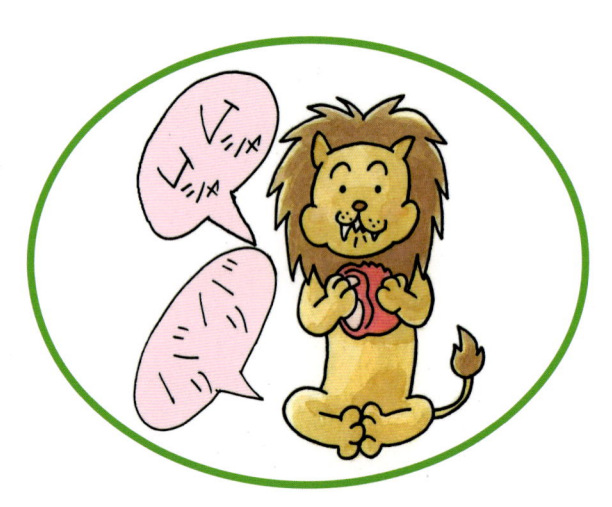

野生の動物：肉食の動物は生で肉を食べています。そのため繊維質が多く、食べかすが歯にこびり付くどころか逆にブラッシング効果があります。

現代人：現代人が1日に咀嚼する回数は500～600回です。かまずに飲み込める食品中心の食生活になったからです。これによって顎が小さくなり、歯並びが悪くなり、体の成長にも悪影響を与えています。やわらかい食べ物は歯にこびり付きます。歯にこびり付いた食べ物のカスをえさとして微生物（細菌）が人の口に住む様になってきたのです。

食事のあと、食べかすが歯の周囲にこびりつくとそこに細菌がくっつきます。それが、むし歯や歯周病の原因となるのです。食文化の変化（ジャンクフードのようなやわらかい食品の普及）によって現代人はより丁寧に歯を磨かなければならないのです。

2）歯周病を治すためのプラークコントロール

（1）家庭で行うプラークコントロール（ホームケア）

歯周病は歯を支えている骨が破壊される病気です。原因は歯周ポケットの中や周囲に住みつく歯周病菌の集団（細菌性プラーク）です。治療は細菌をできるだけ排除し、ふたたび歯周病菌がそこに住まないような環境をつくりそれを維持していくことです。つまりブラッシングが大切です。

歯周病治療のためのプラークコントロールは、いうならば毎日暮れの大掃除をするぐらいしっかりした歯磨きが必要です。

軟らかい食べ物は歯にこびりつきます。
歯にこびりついた白くねっとりしたものはなぁに？

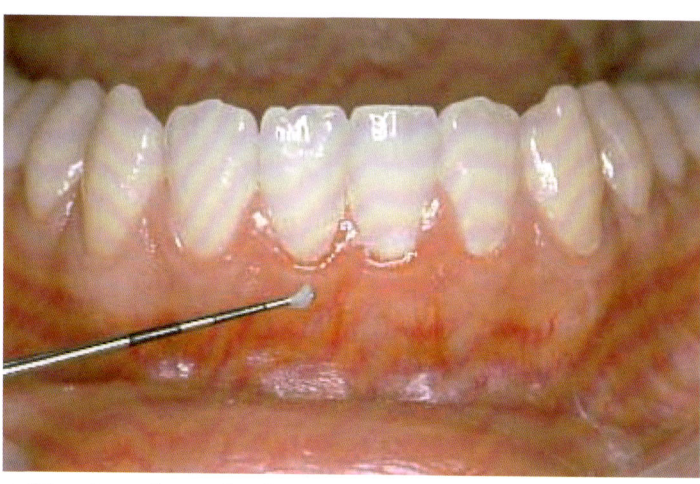

プラーク：プローブの先についた白くみえるもの

白く見えるものを顕微鏡でみると…

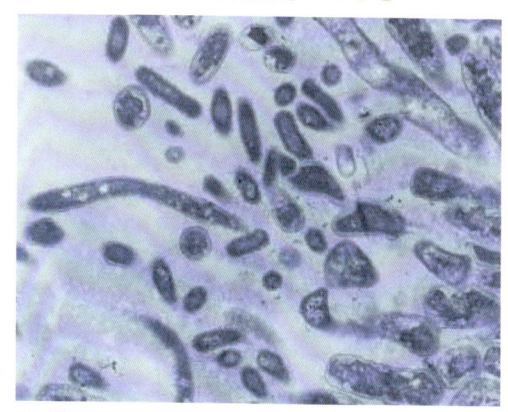

細菌のかたまりです
（鴨井久一日本歯科大学名誉教授のご好意により掲載）

図6　細菌性プラーク：人の口の中には何百種類もの細菌がいます。細菌はデキストランという水に溶けないねばねばした白い酵素を出し、そこにくっついています（左）。このねっとりとした白いかたまりを顕微鏡でみると細菌のかたまりであることがわかります（右）。

プラークコントロール（細菌性プラークを落とすこと）

プラークコントロールとは、歯磨きをきちっとすることと思われるかもしれませんが、他にも大切なことがあります。いつも飴をなめていたり、甘い飲み物ばかり飲んでいると食後に歯磨きをしっかりしていても口の中に細菌性プラークが異常に増えてしまいます。規則正しい食生活を心がけるのもプラークコントロールといえるでしょう。

患者さんに改善していただきたい生活習慣は、
　①三度の食事以外の飲食を極力少なくし、規則的な食生活をおくるようにすること。
　②良くかんで唾液がたくさん出るようにすること。
　③規則正しい睡眠を心がけること。
　④むし歯予防のために有効なフッ素を使用すること。
です。これらも大切なプラークコントロールなのです。

（2）診療室で行うプラークコントロール
　　　（オフィスケア、プロフェッショナルケア）

　定期的に歯科医院へ通って管理している人と、そうでない人では歯を失う比率に大きな差がある事がわかっています。歯科医院で行うケアを、オフィスケアまたはプロフェッショナルケアといいます。

図7　オフィスケア、プロフェッショナルケア
ホームケアでは落としきれない頑固な汚れや、バイオフィルム（細菌の集団がたまった膜）を特殊な機械で徹底的に除去します。

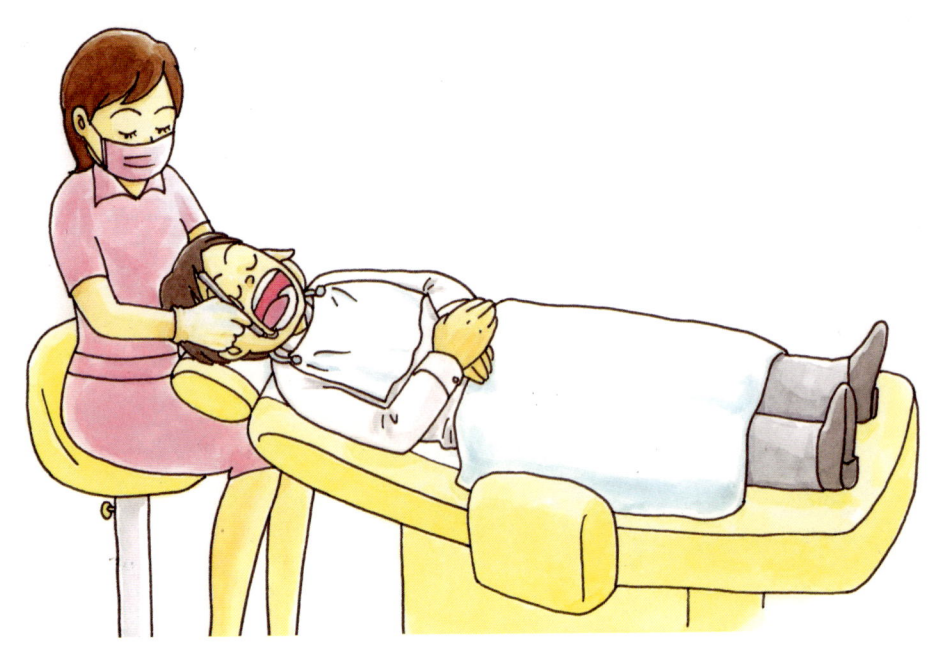

①下顎の前歯の裏側など歯石がつきやすい部位や、細菌のたまり場となりやすい修復物の周囲などの管理
②家庭で除去できなかったプラークの停滞部位を見つけ、清掃指導を行う
③むし歯予防のため高濃度フッ素の塗布
④家庭での低濃度フッ素の使用と組み合わせることがより効果的
⑤体の健康も保たれているか、成人病などの持病があればその疾患の程度はどうかなどの問診も行う

（3）その他

　服用しているお薬に変化がないかも問診します。心療内科で精神安定剤などの処方を受けると、副作用で唾液が出にくくなります。これはむし歯や歯周病の危険度が増します。

　さらにご家族の不幸など精神的なストレスは歯周病を進行させます。医院とご家庭の信頼関係を深め、多方面から管理したいものです。

例えばこんな例……

　○○歯科医院では、糖尿病にかかっている患者さんを毎月管理しています。患者さんは歯ブラシも上手で何年間も歯周病は進行していません。しかしある日少しポケットの深いところの歯肉が腫れているのを歯科衛生士が見つけました。血糖値について聞いたところ、最近は検査していないというお返事でした。

　念のためかかりつけの内科医を受診するようおすすめしました。内科での検査の結果、血糖値が上がっていたそうですが早期に発見され、食生活の見直しだけで血糖値が改善出来たとのことでした。担当の歯科衛生士は大変感謝されました。

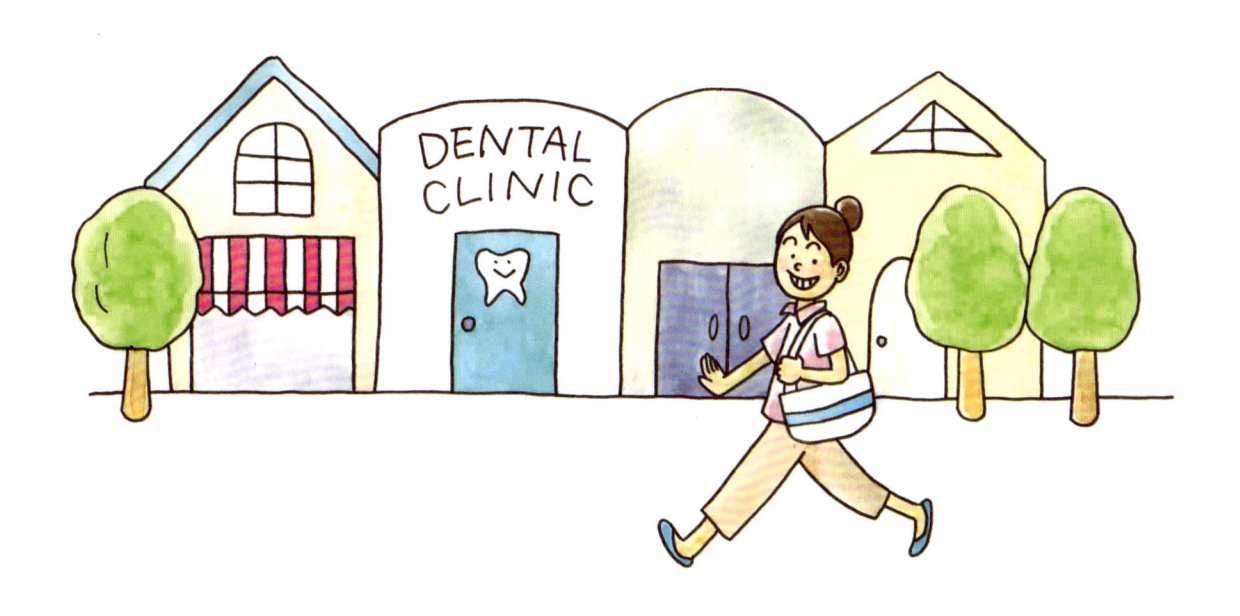

3）スケーリング・ルートプレーニング

スケーリング・ルートプレーニングとは、歯周ポケットの中に歯ブラシは届きませんので、専用の器具によって歯石やプラークを取り除き、歯の根を滑沢なつるつるの面に仕上げる処置のことをいいます。

スケーリング・ルートプレーニングの手順

歯周ポケット内の歯の根には、細菌性プラークだけでなく「歯石」もこびりついています。したがって、やわらかい細菌性プラークや食べかすなどは歯ブラシで磨けば取り除けますが、歯石は歯ブラシや爪楊枝ではとれません。

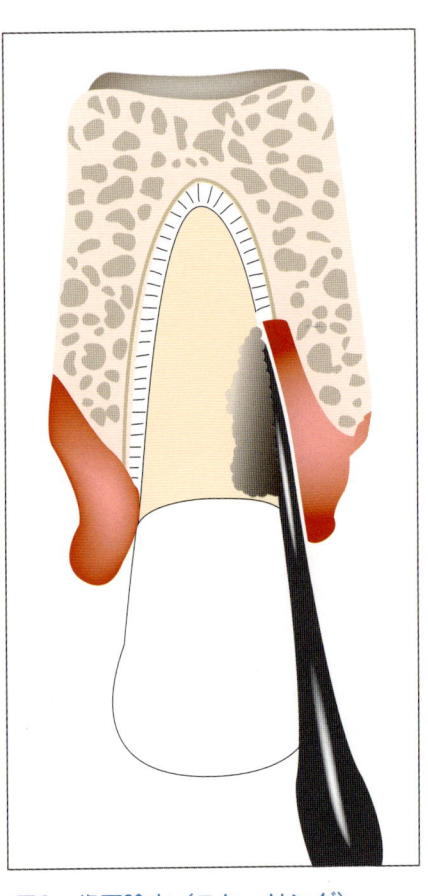

図8　歯石除去（スケーリング）
歯石除去には専用の器具を使って、歯石や細菌のかたまりを取り除きます。

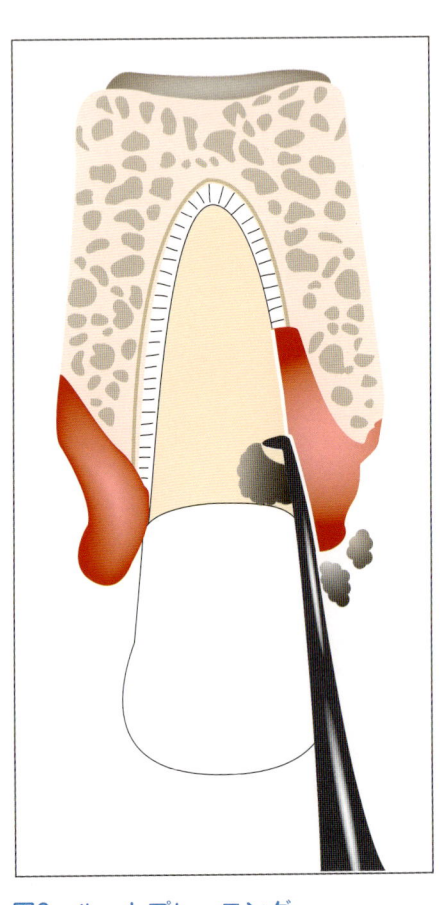

図9　ルートプレーニング
取り残した歯石や細菌などを根の表面からさらに取り除きなめらかに仕上げます。

歯　石

細菌や細菌と戦った白血球の死骸が、唾液や血液中のリン酸やカルシウムと混ざって歯の根の表面に硬く石灰化してこびりつきます。歯石を顕微鏡で見ると、非常に細かい小さな空洞のある軽石状になっています。歯石の空洞は細菌にとっては非常にありがたい「たまり場」となります。また、表面が軽石状ですから食べかすやプラークがたまりやすいので、細菌にとっては願ってもないえさ場となり、雪だるま式に増えていきます。軽石状でできているとはいっても歯石が歯にこびり付く力は強く、ダイヤモンド、オパールの次くらいに硬くこびり付いているといわれています。

4）咬合調整

咬合調整とは、
　①咬合性外傷（P.35参照）によって、歯周病の症状を悪化させている場合………歯のかみ合わさる面を少し削ったり、修復材料を足したりしてバランスの悪いかみ合わせの調整を行うことをいいます。
　②睡眠時などの無意識下での歯ぎしりや喰いしばりがある場合………ナイトガードというプラスチックのマウスピースを作成し調整します。夜間につけて、過剰なかむ力から歯や歯周組織を保護します。

5）暫間固定

暫間固定とは、歯の動揺度（ぐらぐら動く度合い）が強くなり、日常の食事などにも耐えられない様な場合………周囲の歯と固定をします。固定をすることで歯周組織に安静を与えます。

6）矯正治療

矯正治療とは、歯が抜けたまま放置したり、歯周病の進行により歯が病的に動いてしまった場合………歯の矯正治療を用いて、歯を適切な位置に戻します。矯正治療は歯周病の症状が強い時はより慎重に行います。

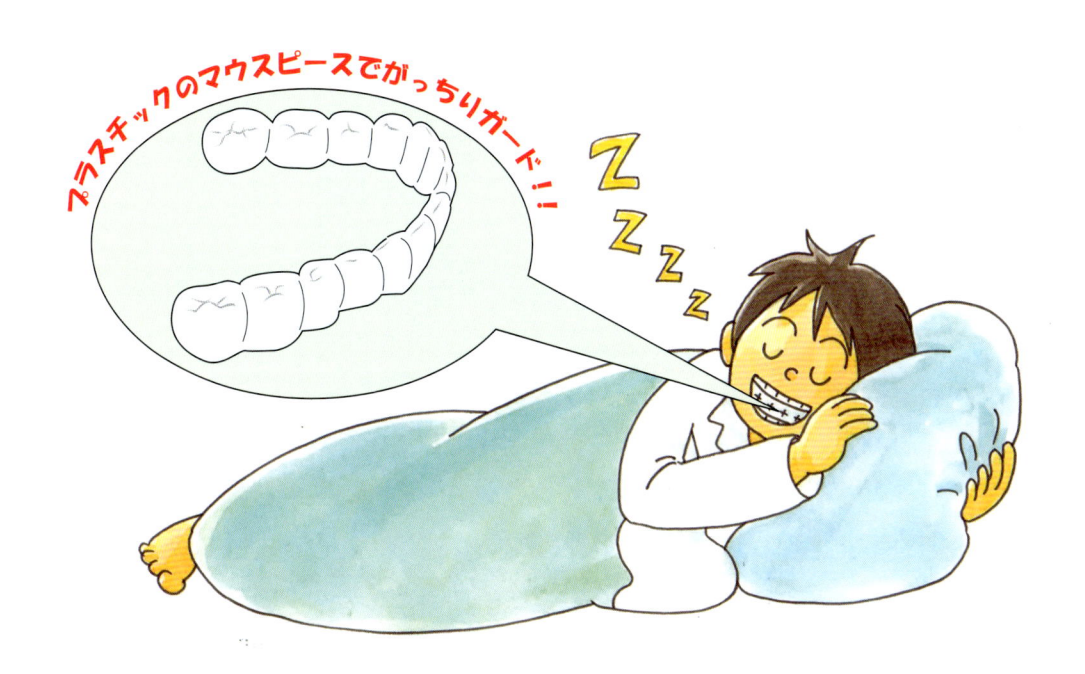

プラスチックのマウスピースでがっちりガード!!

3 歯周外科処置

　歯周基本治療の結果、さらに歯周病の治療が必要と判断された場合、歯周外科処置へ移行する事があります。
　歯周外科処置は歯周組織再生療法と切除的外科療法、また歯肉の抵抗力を増やしたり、審美的な改善を行う歯周形成外科手術があります。いずれにせよ外科処置は専門医の受診をおすすめいたします。

> ＊外科処置と聞くと専門病院に入院するのかと考えるかもしれませんが、ほとんどの症例は開業医の外来で対応できます。

1) 歯周組織再生療法

　歯周組織再生療法とは、歯周病により、歯を支えている歯周組織（歯槽骨、セメント質、歯根膜）が失われている場合、その組織の全部または一部を再生させようとする手術です。

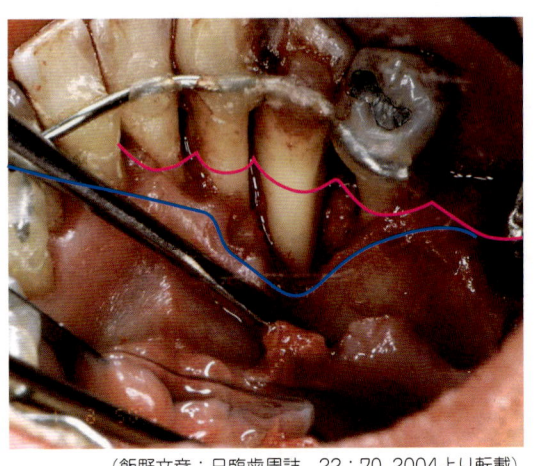

（飯野文彦：日臨歯周誌、22：70, 2004より転載）

図10　歯周組織再生療法の手術

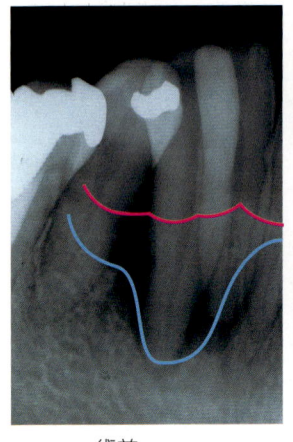

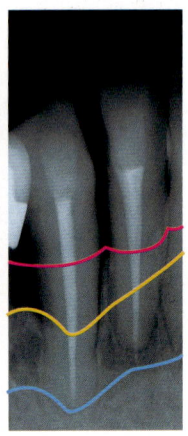

図11　歯周組織再生療法で再生したかどうかの判断
歯周ポケットの深さの改善の程度と、X線写真によって歯の根を支えている歯槽骨の再生の程度で判断します。

（飯野文彦：日大口腔科学、31：56, 2005より転載）

> 歯周組織の再生は、患者さんだけでなく医療者側も最も期待したいなおり方ですが、現時点では必ず顕著に改善できるとは限りません。歯科医の手術テクニックも再生に影響を与えます。また骨のなくなり方の診査や歯周基本治療での改善状況、患者さんの健康状態や生活習慣などから総合的に判断する必要があります。術前にしっかりと相談することが大切です。

2）切除的外科療法

　歯周病治療の目標の一つに、歯を支えている歯槽骨をなるべく平坦にするということがあります。症例が歯周組織再生療法に適しておらず、切除的外科療法の方が適している時に行われる手術をいいます。

　手術は通常1時間から1時間半程で終了します。歯周外科処置の中では頻度の高い手術といえます。

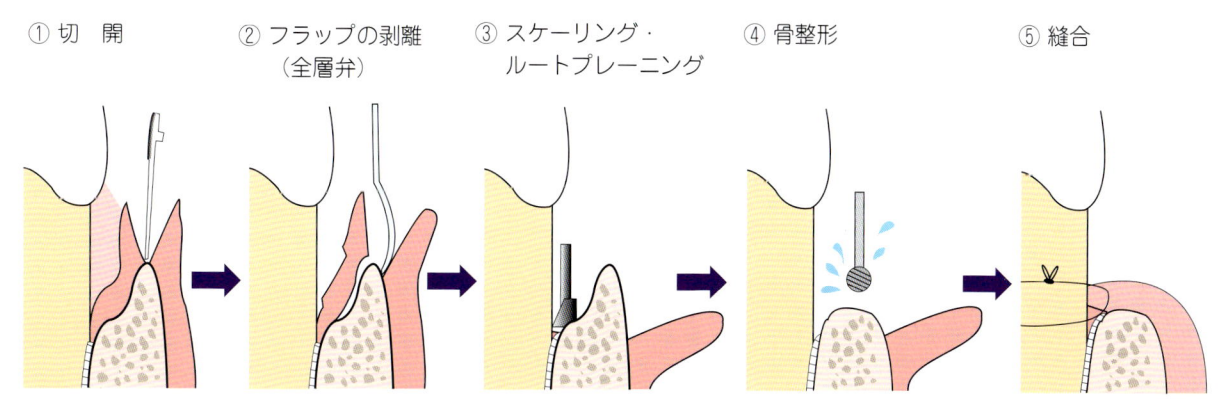

① 切　開　　② フラップの剥離（全層弁）　　③ スケーリング・ルートプレーニング　　④ 骨整形　　⑤ 縫合

図12　手術方法　①歯肉にメスを入れ、②細菌に感染した根と骨をむき出しにして、③徹底的にきれいにします。その後、④異常な骨の形態を可能な限り移行的（平坦にする事）にします。⑤切った歯肉をぬいあわせて完了します。

＊歯周病は歯を支えている歯槽骨を破壊しますが、その結果骨がでこぼこになったり、骨に穴があいたり異常な形態になる事が多いので、骨の整形が必要になります。

3）歯周形成外科手術

　歯周形成外科手術とは歯ぐきが退縮したり、やせたりした所に上顎の内側から歯肉を一部をそぎとり、移植する方法などです。歯周組織の抵抗力をます手術といえます。

① 歯肉がかなり下がった状態　　② 周囲の歯肉ををうすくはがす　　③ 上あごの内側より移植に用いる歯肉を採取　　④ 採取した歯肉をはがした歯肉の中に移植し縫いあわせる

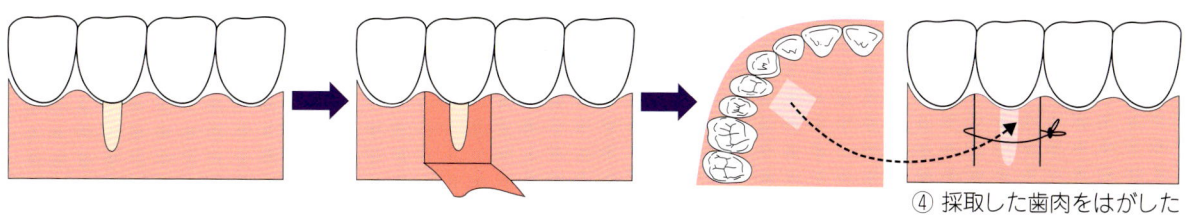

図13　歯周形成外科手術の手順

Ⅱ 歯周病の治療

19

4 インプラント

　インプラント治療は、外見からでは天然の歯と見分けがつかないようにすることができます。顎の骨に、歯の根に代わる金属（現在はほとんどがチタン製）を埋め込み、その金属を土台にして天然の歯と同じ様に人工の歯をつける治療法です。インプラントを用いると口の中に回復された歯は、義歯とは異なりしっかり固定されます。したがって異和感なく天然の歯とほとんど同じ感覚でかむことができます。

1）なぜインプラント

①歯を失うとブリッジといわれる固定性の修復装置を作成します。ブリッジの支えとなる歯も抜け落ちると、固定性の修復装置を作れなくなります。その場合取り外し式の装置（義歯）を作成し、使用します。

②部分義歯は、残っている歯にばねをかけ義歯を安定させます。ばねのかかった歯には過剰な負担がかかってしまいます。その結果その歯の寿命が短くなってしまいます。

③歯のないところに人工的な歯根（インプラント）を用いる事で改善できます。

歯を失った場合

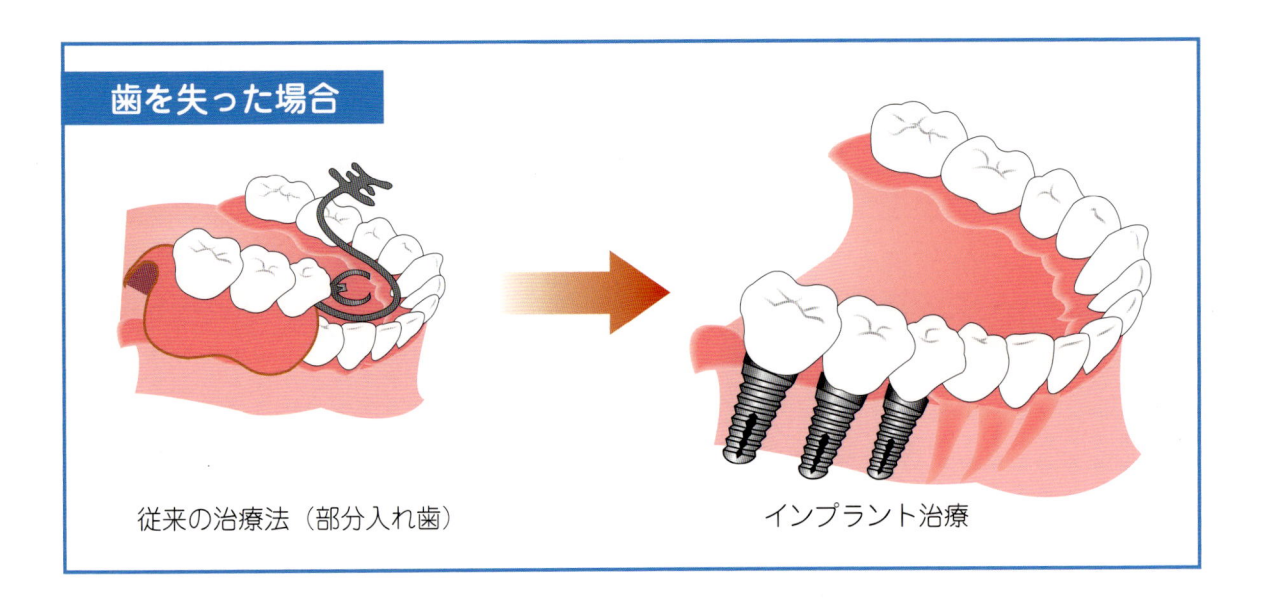

従来の治療法（部分入れ歯） → インプラント治療

2）インプラントの注意点

　インプラントには、天然の歯にある歯根膜（歯根と歯槽骨の間にあるクッションのような0.02mmの膜）がありません。歯根膜にはかんでいることを脳に伝える感覚受容器がついていますが、インプラントは骨と強固に結合するため、歯根膜の様な組織を持ちません。したがって微妙な感覚は脳に伝わらないと考えられています。しかし実際にインプラント治療を受けた人からは、天然の歯と変わらないという感想が多くよせられます。それは口の中の色々な感覚受容器が巧妙に働き、インプラントにかかった力を脳に伝えているからだと考えられています。

> ＊中高年の歯を失う原因の9割が歯周病です。そのためか欧米でインプラント治療は歯周病専門医が行います。歯がなくなったところだけ考えるのではなく、残っている歯や歯周組織への配慮を怠ると細菌はインプラントにも拡がります。
> ＊義歯の義という字は義手や義足の義と同じ字で「代用」という意味も持ちます。歯の代わりだから義歯なのですが、「気持ちが悪い」「しゃべりにくい」「年寄りっぽい」と敬遠されることが多いのです。また吐き気などをもよおし、生理的に使用できない人もいます。

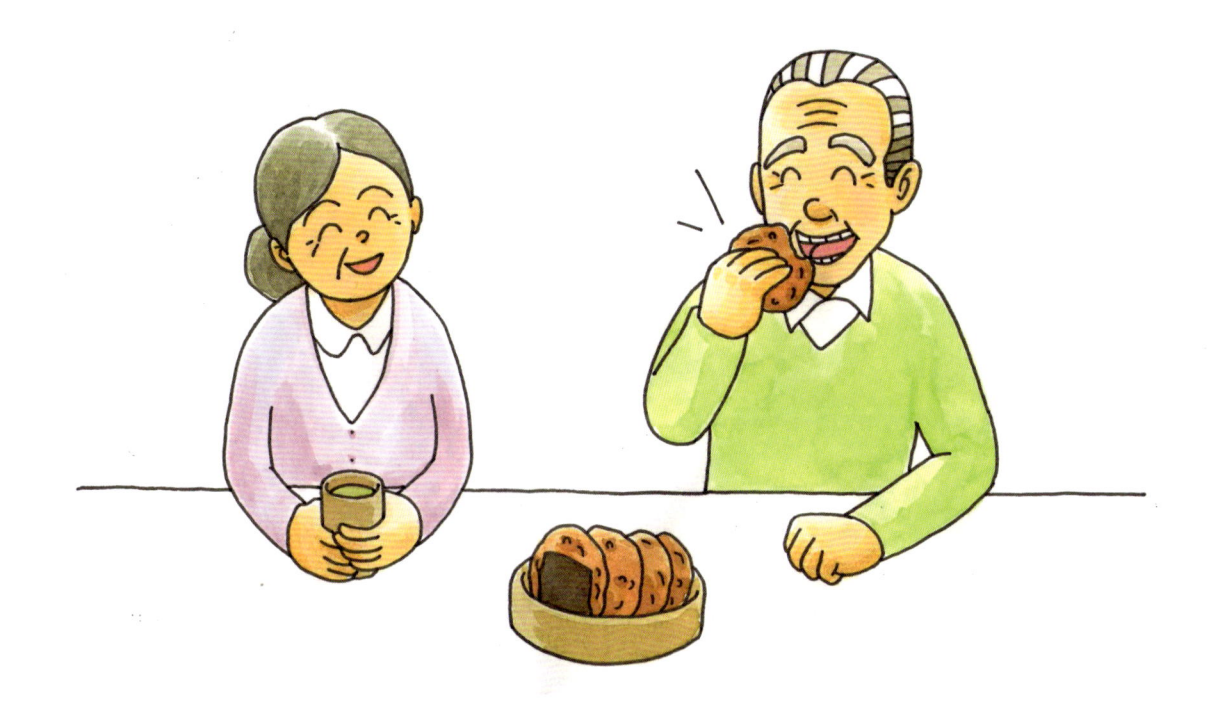

Ⅱ 歯周病の治療

21

5 歯周補綴治療

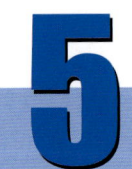

　歯周補綴治療とは、歯周病におかされた何本かの歯を人為的につなげ、かむ力から歯周組織を守ろうという考えの治療をいいます。

1）原　　因
　歯周病治療後の検査の結果、歯周ポケットが浅くなり歯周病は治癒しましたが、歯を支えている歯周組織の量（歯槽骨の量）が少なくなり、日常の食生活や唾を飲む程度のかむ力にさえも動いてしまう様な状態になったとき、そのままにしておくと、せっかく治った歯周病が再発する危険性があります。

2）治療方法
　金属やセラミックの冠を作り連結してセメントで接着します。支えの弱い歯同士を繋げることによって、スクラムを組んで通常のかむ機能を回復させようという考えです。重症の歯周病治療に応用されます。
　治療は、精度の高い治療技術と歯科技工士の精密な歯科技工作業が要求されます。

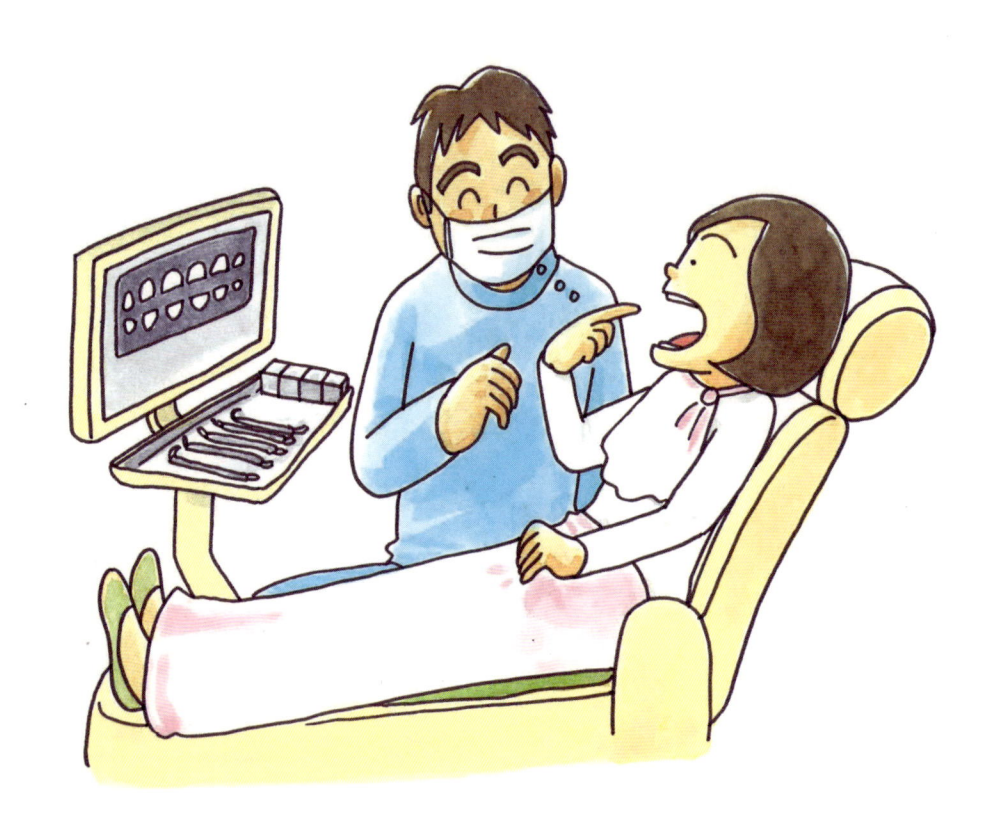

初診時

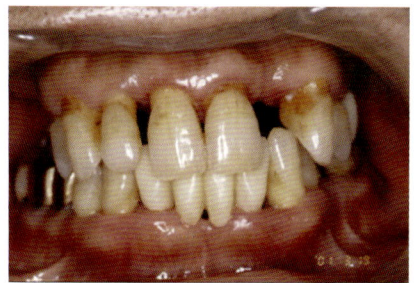

1) 口腔内写真：
初診時のお口の中です。歯周病によりところどころの歯が抜けています。物が良くかめず、審美的な不満もありました。全体的に治して欲しいと来院しました。

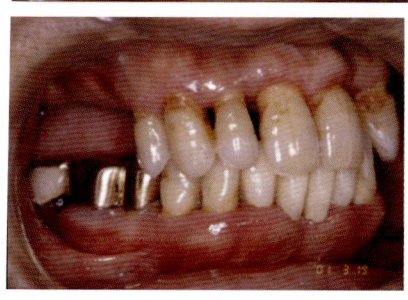

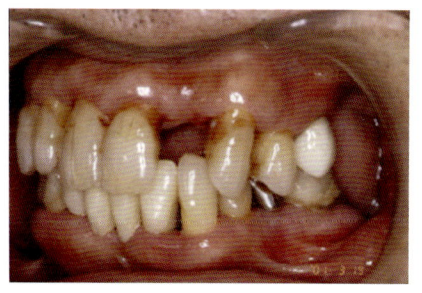

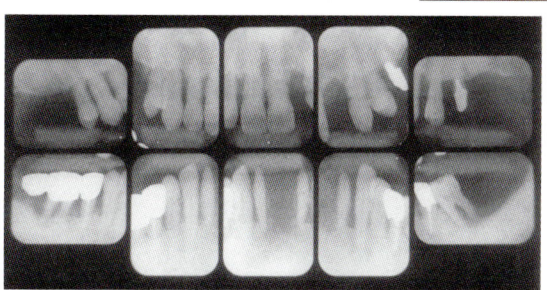

2) X線写真：
初診時のX線写真です。下顎の奥歯と前歯はすべてぐらぐらしています。歯周病により骨が溶けてでこぼこになっています。

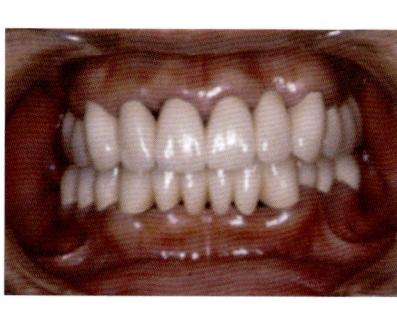

治療後

3) 口腔内写真：
治療終了時です。歯周病の治療（初期治療から歯周外科処置）を行う事により歯周病は治りました。しかし、歯のぐらつきは完全には治りませんでした。そこですべての歯を削って型をとり、審美的に優れているセラミックを歯の形に1歯1歯加工し、それを全部つなげてセメントで接着させました。これでぐらつきを固定します。

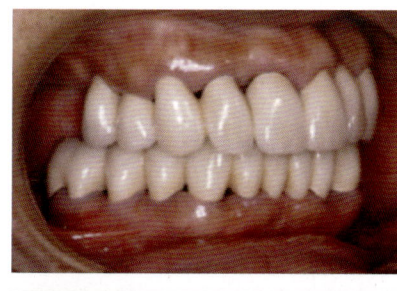

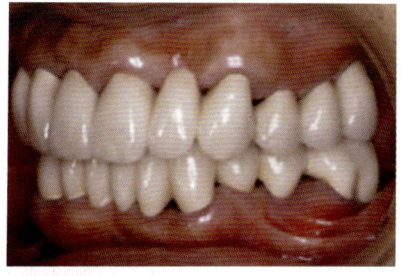

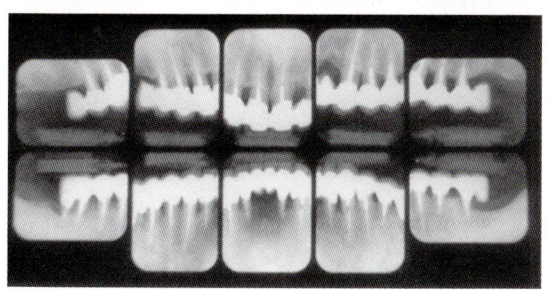

4) X線写真：
歯周病の治療によりでこぼこだった骨は平らに治りました。すべての歯を削ってセラミックで固定しています。歯周病により弱くなった歯と歯を固定して強くします。歯周補綴処置はラグビーのスクラムを組むような治療法です。これは精度の高い治療技術を必要とします。歯周病専門医の受診をお奨めいたします。

II 歯周病の治療

23

6 メインテナンス

　歯周治療の仕上げは「メインテナンス」です。これは「管理する」という意味です。歯周病治療によって歯周病菌が激減しても、残った歯周病菌は次のチャンスを狙っています。患者さんのプラークコントロールが悪くなったり、全身の抵抗力が落ちてしまうと歯周病菌のチャンスとなります。それは歯周病治療後に残った歯周ポケットが深ければ深いほど、また喫煙や全身疾患などのリスクファクター（P.37参照）を抱えていればいるほど再発の危険度が増します。

　メインテナンスで歯周組織の健康が保たれているか、プラークコントロールが上手に行われているか、全身の健康状態はどうかなどをチェックし、歯科衛生士によるプロフェッショナルケア（プロフェッショナル・トゥース・クリーニング）を定期的に受けることが大変重要です。

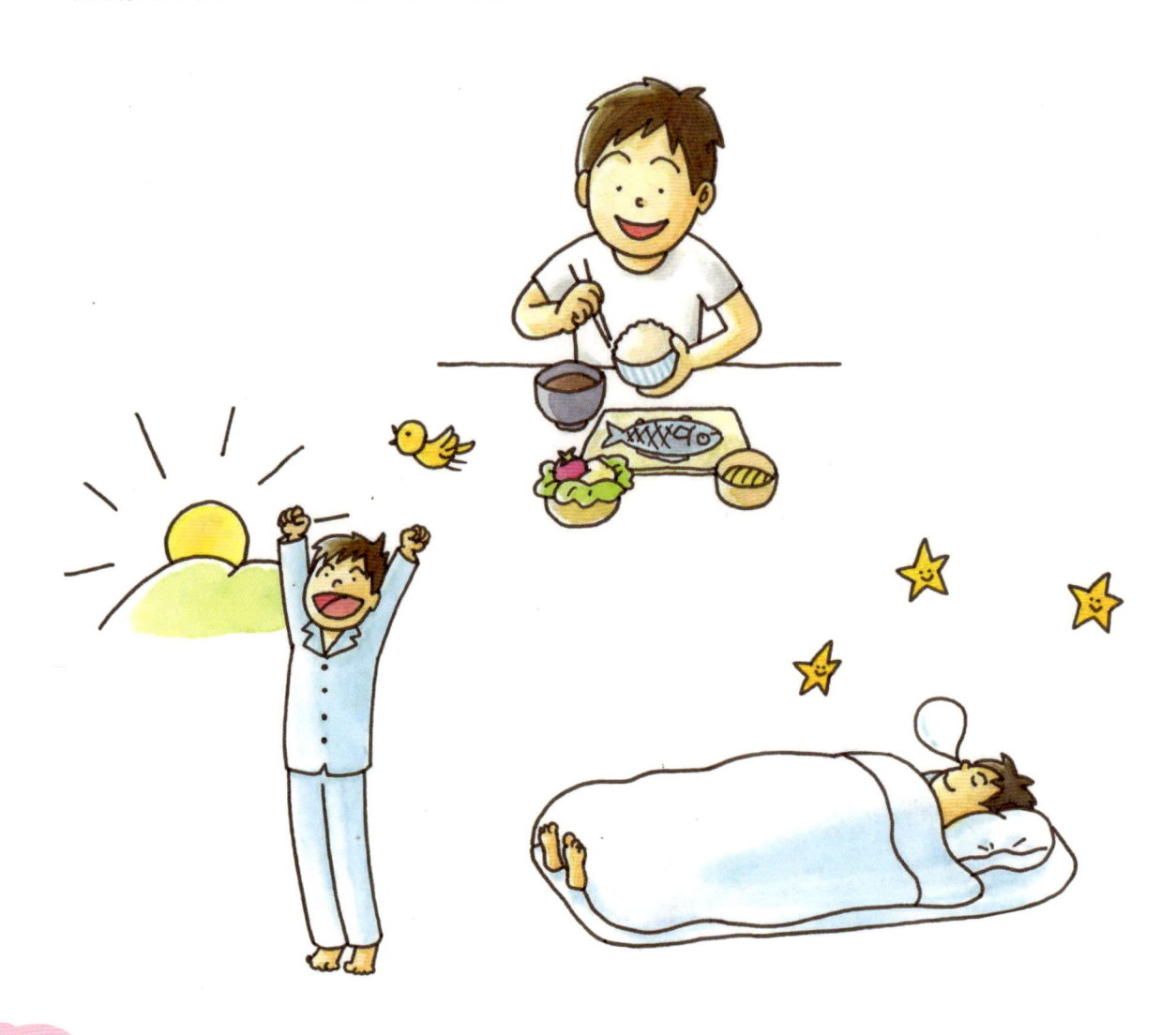

III 歯周病と全身疾患とのかかわり

　歯周病は歯周病菌の感染によって発病しますが、骨が溶けるなどの症状は体の防御反応なのです。歯周病菌が歯周ポケット内で増えると体は、体を守るための細胞である免疫細胞をたくさんつくります。免疫細胞は体の色々な所に移動し、全身に悪影響を及ぼします。

1 心臓疾患

　歯周病と関係のある心臓疾患は、心内膜炎と虚血性心疾患（狭心症や心筋梗塞）があります。最近は、虚血性心疾患との関係がたくさん注目されています。心臓の筋肉に酸素を供給しているのは冠状動脈ですが、それが狭くなって起こる心臓病が心筋梗塞*と狭心症**であり、両者をまとめて虚血性心疾患といいます。

　　*心筋梗塞……筋肉の一部が壊死することをいいます。
　**狭　心　症……血行不良の状態にあることをいいます。

心臓疾患と歯周病の関係

　最近のアメリカの疫学研究によって、歯周病は心臓疾患を引き起こすリスクファクター（危険因子）のひとつであることがはっきりしてきました。
　歯周病が進行すると、体は歯周病菌から体を守るために免疫細胞をたくさん出します。免疫細胞は血液の流れに乗って心臓の冠状動脈にたどりつき、そこで血管に影響を与え血栓などを引き起こすのです。

> もともと心臓弁や心内膜壁に障害がある人は、歯周病細菌が血液の流れにのって心臓にたどりつき、細菌性心内膜炎を起こすことがあります。

2 糖尿病

　インスリンは膵臓で作り出されるホルモンです。インスリンは、体の細胞（栄養分を取り込む細胞）が血液の中から栄養分（ブドウ糖）を取り込んでエネルギーとして利用するのを助ける働きをしています。インスリンの作用が弱まると、ブドウ糖を取り込めなくなり、血液の中のブドウ糖の濃度（血糖値）が高くなります。これを高血糖といい、この状態が続くと糖尿病になります。

　インスリンの作用不足には、膵臓がインスリンを作り出す（インスリン分泌）能力が弱くなってしまうことと、インスリンに対する細胞（栄養分を取り込む細胞）の感受性が悪くなることの二つの原因があります。

糖尿病と歯周病の関係

　歯周病の細菌は、炎症の活動を活発化させる物質を出します。細菌が増えると炎症が強くなり、歯肉は腫れ、骨は溶けます。さらに、その物質はインスリンの働きをはばむため糖尿病の病状が悪化すると考えられます。逆に歯周病を治療して口の中の状態が良くなると、インスリンの働きを阻害する物質が少なくなるので、糖尿病の症状が良くなります。

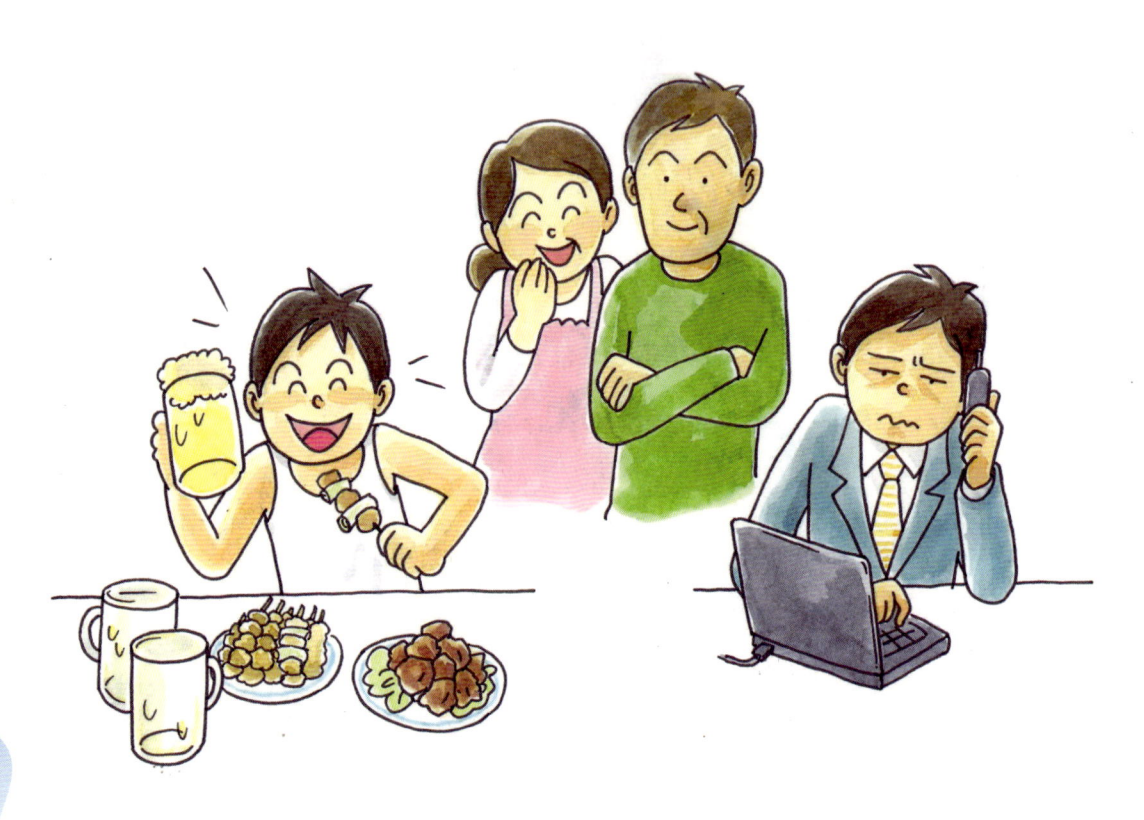

3 誤嚥性肺炎

　肺や気管は嚥下、咳、呼吸など身体が生理的に反応することによってまもられています。しかし、高齢になると、これらの生理的機能が衰えるため、唾液や食べ物を、誤嚥したりすることが多くなります*。

　これは、咳嗽反射（咳払いなどをして異物を飲み込まないようにする反射）やのどの防御反応そのものが衰えてくるからです。その結果、口の細菌が肺に入って肺炎をおこしやすくします。

歯周病との関係

　歯周病細菌は、肺炎の原因となるものがたくさんあります。高齢、認知症、被介護、脳血管障害です。また、手術後など身体の防御機能が低下した状態では、細菌を含む唾液などを誤嚥することで肺炎にかかる率が高くなります。

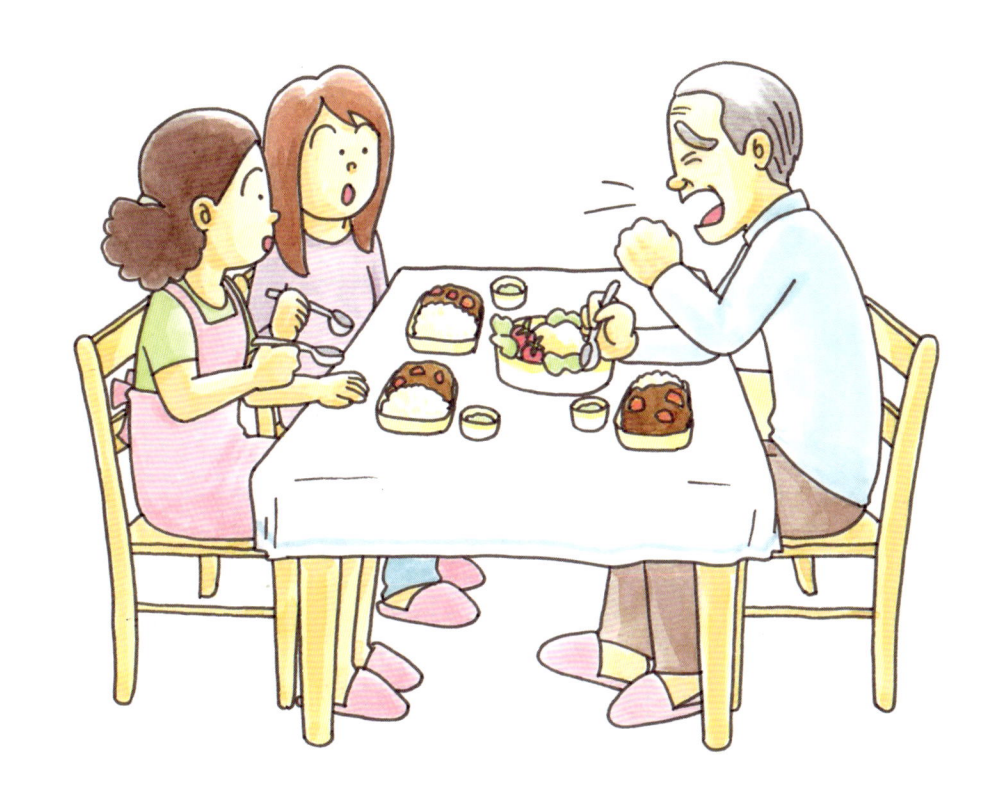

*誤飲と誤嚥：飲食物以外のものを誤って口から胃に入ること誤飲といい、誤嚥は誤って口から気管に入ってしまうことをいいます。

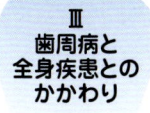

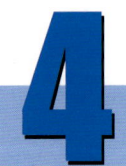

4 低体重児出産（早産）

低体重児とは

　産まれた時の体重が2,500g未満の赤ちゃんの事をいいます。低体重児には呼吸器や心臓、脳の発達が未成熟といった傾向があります。

歯周病との関係

　出産は、妊婦の体内のサイトカインという免疫細胞の濃度が高くなったとき始まります。サイトカインの濃度が高まると、妊婦の子宮筋を収縮させる"スイッチ"が入ると考えられています。

　歯周病も進行すると、体内にサイトカインなどの免疫細胞が沢山出てきます（Q1参照）。妊婦が歯周病の場合、体内の免疫細胞の量も多くなっていますので正期産以前（妊娠37週以前）に子宮筋を収縮させるスイッチが間違って入ってしまい、十分に成長していない状態で赤ちゃんを産む早産につながる危険があるのです。

　ある研究では、正常出産妊婦48人と、37週以前に分娩兆候の見られる切迫早産の状態にあった妊婦40人を対象に出産状況を調べました。すると切迫早産で早産・低体重児を産んだ妊婦の歯周病菌の数は、正常出産妊婦に比べて約4.5倍、体内のサイトカイン量は約14倍多かったと報告されています。

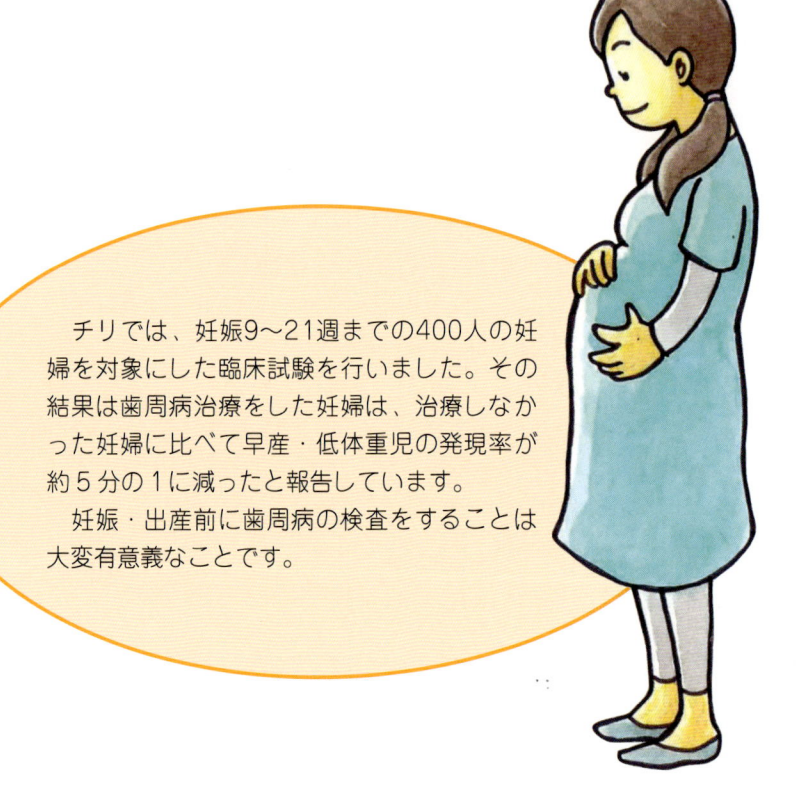

　チリでは、妊娠9〜21週までの400人の妊婦を対象にした臨床試験を行いました。その結果は歯周病治療をした妊婦は、治療しなかった妊婦に比べて早産・低体重児の発現率が約5分の1に減ったと報告しています。
　妊娠・出産前に歯周病の検査をすることは大変有意義なことです。

5 閉塞性血栓血管症（バージャー病）

　発症すると、手足の血管で炎症が発生し、それが原因で血管がつまり（閉塞）ます。また、同時に神経にも影響を及ぼします。これらが原因で、手足に痛みも生じます。足だけでなく手でも閉塞が発生するのが、バージャー病の特徴のひとつです。進行すると手足の先が壊死してしまいます。20～40代の比較的若い男性に多い病気です。

　また、喫煙との関連が強く示唆されています。わが国では約1万人の患者がいると考えられており、難病として国の特定疾患に指定されています。

歯周病との関係

　バージャー病患者の口腔内と患部の血管を調べ、歯周病とバージャー病との関連について検討された報告があります。

　すべてのバージャー病患者は歯周病と診断され、その程度はいずれも中等度から重症でした。また、患部の血管試料のほとんどから歯周病菌が検出されました。それに対して、正常血管の試料からは歯周病菌は全く検出されませんでした。このことから、バージャー病と歯周病には大きな関係があるのではと考えられ、さらなる研究が始まっています。

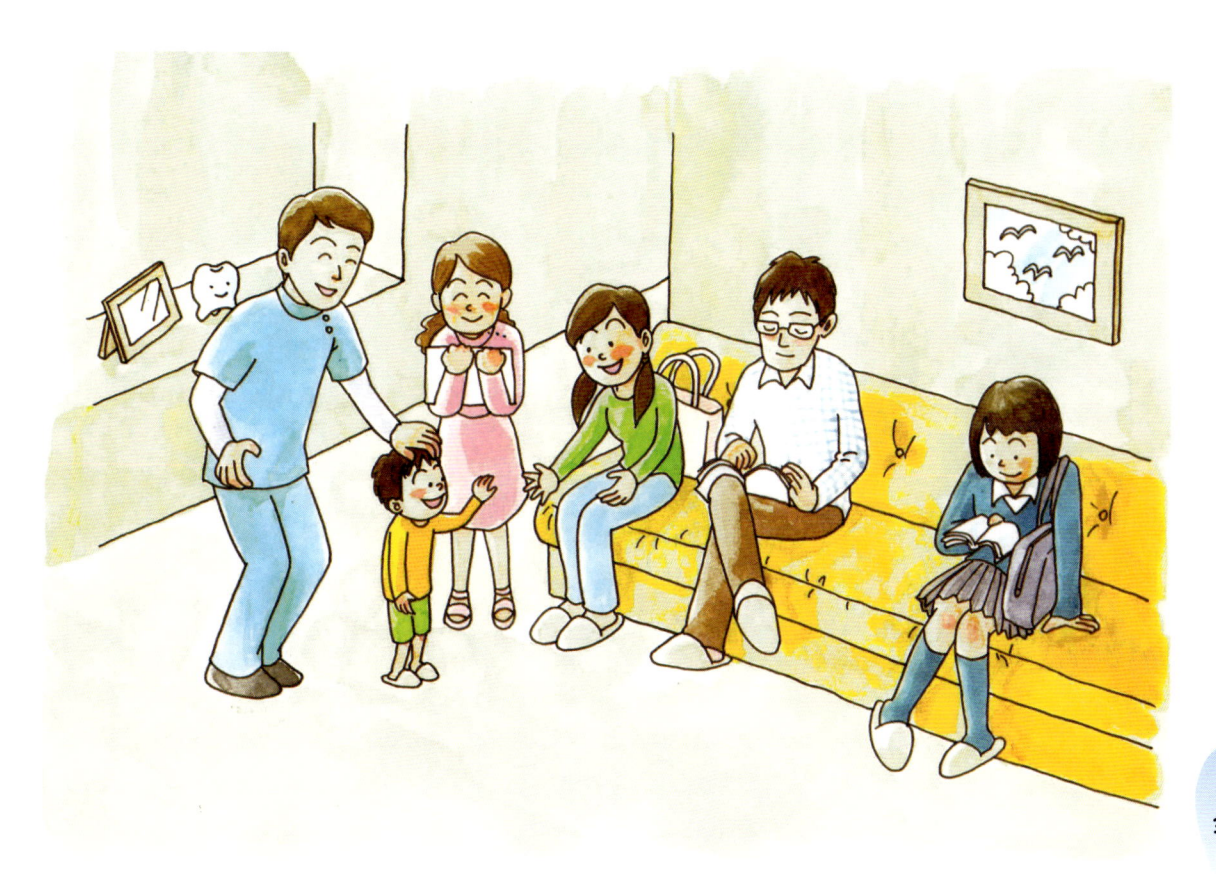

IV Q&A

1 歯周病を知るために

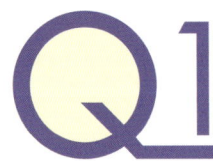

Q1 歯周病をくわしく教えてください？
また歯周病はどのように進んでいくのですか？

A 歯周病は細菌による感染症です。その細菌が、歯ぐきと歯の境目に入り込み、歯ぐきや骨を壊す毒素を作りながら歯ぐきの奥へ奥へと入っていき、骨が破壊されて歯周病の症状が出てきます。

> **解説**：お口の中にはおよそ400種類の細菌が住んでいます。これらの細菌は普段あまり悪さはしませんが、ブラッシングが十分でなかったり、砂糖を過剰に摂取すると細菌がネバネバした物質を作り出し歯の表面にくっつきます。これを歯垢（プラーク）といいます。
> 歯周病を引き起こす細菌は酸素を嫌う性質を持っているため、歯ぐきの境目（歯周ポケット）に入り込み、自分たちの居心地の良い場所を作ろうと酸素濃度の低い歯周ポケットの奥へ奥へと入っていきます。
> 細菌がポケットの奥へ侵入してくると、生体（ヒトの体）は細菌と戦う兵隊（白血球）を出します。ここで生体が勝つと歯周病は進行しにくいのですが、細菌の量が多かったり生体の防御が弱いと白血球では対応できなくなりマクロファージやサイトカインという免疫細胞などを出します。この免疫細胞が細菌から逃げるように生体の歯槽骨に指令を出すため骨が破壊され歯が動くなどの歯周病の症状が出てきます。

Q2 歯周病はうつる病気なの？

はい。うつる病気です。
歯周病菌はヒトからヒトへ接触感染していきます。

解説：親子、夫婦でも感染します。口移しの食事やスプーンなどの共用、キスなどで感染します。ただ親子や恋人とのスキンシップは大切な愛情表現です。
スキンシップを控えるのではなくお口の中の細菌を少なくし、相手に感染しにくいお口を保つ様に心がけましょう。

Q3 いつごろから歯周病菌は住み着くの？またどこから来るの？

早ければ生後6カ月の乳歯がはえた時からです。

解説：もし、母親が歯周病にかかっていたり、歯周病菌を持っていたりすると、その子どもは生まれてから食生活が確立するころには歯周病菌に感染することになります。
しかし、ほとんどの場合、その子どもが成人するまでは発病することはありません。
なぜなら、歯周病は免疫の疾患（免疫反応は通常非自己に対しておきますが、何らかの原因により自己が自己の体一部を壊すこと。リューマチなどがそれです）であるため免疫機能が完成していない子どもは症状としてあらわれにくいのです。また歯周病になりにくいとか、なりやすいとかいった『遺伝的要因』および喫煙、加齢、ストレスなどの『環境要因』の２つの要因によることがその理由です。

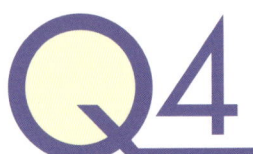

Q4 抗生物質は効くの？

はい効きます。抗生物質も効果はありますが、歯周病を完治させるものではありません。

解説：歯周病の症状が強く現れたとき（腫れたり痛んだりしたとき）や、全身の抵抗力が弱っている状態（睡眠不足や風邪など）の時は使用します。しかし歯周病菌は、集団で歯の根の周りにバイオフィルムという膜を張って潜んでいます。たとえるならラップにくるまれた様になっています。

抗生物質はその膜を壊しにくく、歯の根の周りに行き届きにくいのです。したがって結核や肺炎などの感染症を完治する様な効果は期待できません。バイオフィルムは、歯ブラシや歯石をとる専用の器具などでこそぎとる必要があります。うがいや口をゆすいだだけではとれません。

Q5 年をとると入れ歯になる人が多いのは加齢が原因ですか？

いいえ。歯が抜け落ちるのは年齢のせいではありません。

解説：歯周病もむし歯も細菌感染症です。したがって細菌が少なく保たれていれば（歯周病菌やむし歯菌をすべてなくすことは困難です）歯は抜け落ちません。お年寄りになるとかならず入れ歯になるということはありません。

しかし、残念ながら年をとるにつれ唾液が出にくくなるため、唾液による細菌を洗浄する力が弱くなります。また歯ぐきが退縮し（上あごでは歯ぐきの位置が上がり、下あごでは下がること。見た目の歯が長くなったようになります）歯の根が露出し細菌が停滞しやすい環境になります。それに伴い歯周病やむし歯になりやすい環境となってしまいます。

このように、年をとると若い頃に比べて口の中を健康に保つことが難しくなります。そのためむし歯や、歯周病になるリスクが高くなってしまいますが、お手入れをきちんと行えば防ぐことができます。

Q6 妊娠すると歯が悪くなると聞きますが・・・？

「妊娠するとあかちゃんに歯のカルシウムを取られるから歯が悪くなる。」といわれますが、赤ちゃんに歯のカルシウムを取られることはありません。

解説：妊娠中はつわりのため、ブラッシングが十分に行えないなどのほか、血液中の女性ホルモン（プロゲステロンとエストロゲン）が増加し、歯周病原菌が増加して歯周病になりやすくなります。つまり歯周病が重症化しやすく、以前に歯周病にかかったことのある人は再発する危険性があります。またその女性ホルモンにより、唾液の分泌が低下するのでむし歯になりやすくなります。予防が大変重要となります。

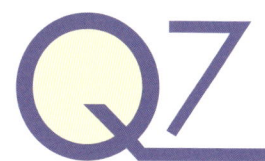

Q7 口臭が気になるのですが。

口臭がある場合その原因のほとんどは歯科疾患です。

解説：「口臭」とは「呼吸や会話時に口から出てくる息が第三者にとって不快に感じられるもの」とされています。
口臭には生理的口臭、飲食物・嗜好品による口臭、病的口臭、心因性の口臭とあります。この中で治療が必要なのは病的口臭です。病的口臭の原因の9割は、口の中の汚れや病気が原因で発生します。口の中の原因としては歯周病、多量の舌苔の付着、唾液分泌の減少、義歯（入れ歯）の清掃不良、進行したむし歯などがあります。したがって原因となっている歯周病やむし歯の治療を行うことと、お口の中を清潔に保つことが必要となります。

Q8 歯がしみるのは歯周病？

A むし歯ではないのに歯がしみることがあります。これを知覚過敏症といいます。

解説：以前は力強い歯ブラシが歯を削り、そこから刺激が歯の神経に伝わりしみることが知覚過敏症と考えられていました。しかし近年の研究で知覚過敏症は、歯ぎしりや喰いしばりなど、歯や歯ぐきに過剰な力がかかる事がその原因と考えられる様になりました。知覚過敏症は、咬合性外傷とのかかわりが大きいと考えられます（P.34参照）。

ただし、歯周病治療により一時的に歯がしみる症状が出ることがあります。これは軽減しますので心配はありません。

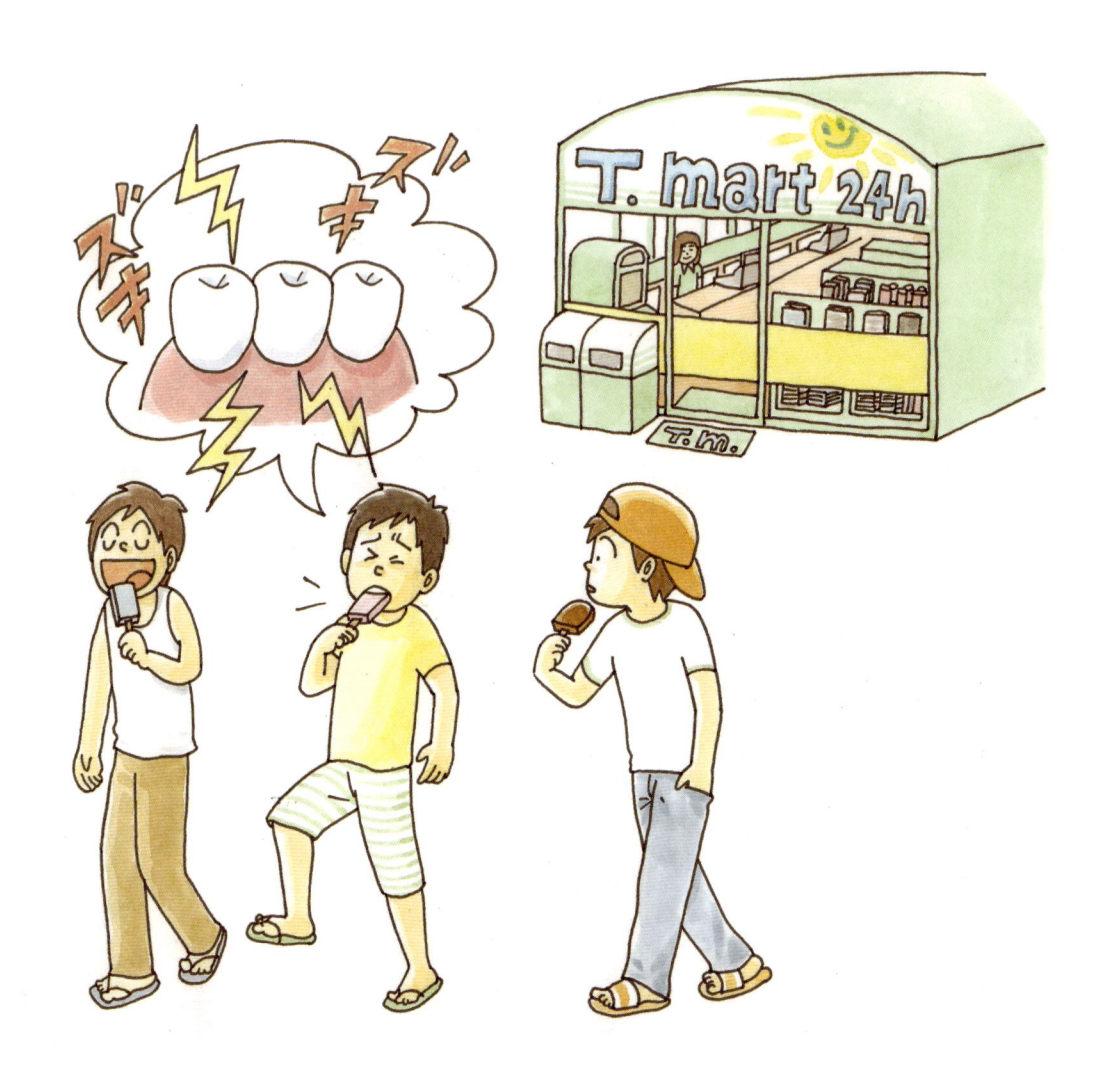

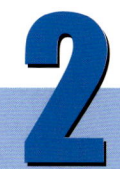

2 歯周病を憎悪させる因子（リスクファクター）

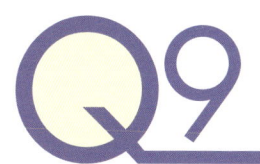

Q9 咬合性外傷って何ですか？

A かみ合わせの際に歯にかかる圧力が一定でなかったり、強すぎたりして、歯に不適切な力がかかることをいいます。

解説：歯をかみ合わせた時一部だけ上下の歯が強くあたったり（本人にはわかりにくいです）、異常な方向の強い力を受けたりすると、歯や歯ぐき（歯周組織）が負担過剰になりさまざまな症状を引き起こします。
この不適切なかむ力のことを咬合性外傷といいます。日中常に喰いしばったり、寝ている間の無意識時に喰いしばったり歯ぎしりをしたりするのが主です。歯ぎしりは自覚症状が少ないのが特徴なので対応も厄介です。

Q10 歯ぎしりや喰いしばりにどんな害（症状）があるの？

A 不適切な強い力は歯周病の症状を悪化させます。

解説：歯ぎしりなどは、歯周病の憎悪因子のなかでは最も悪い因子です。これは咬耗（歯の摩耗）を進行させ、かみ合わせを低くしかみ合わせのバランスを壊したりします。
知覚過敏症（冷たい物にしみる病気）になったり、歯の神経に痛みを感じさせたりします。また、根の先の病気（根尖病変）を治りにくくさせたり、根の先が短くなったりもします。さらに口内炎ができやすかったり舌が痛んだりもします。また顎関節症（顎が開きにくくなったり痛くなったりする病気）をおこしたりもします。

Q11 なぜ歯ぎしりをするの？

A 歯ぎしりの原因はまだ完全には解明されていません。

解説：以下の因子が何らかの影響を与えていると考えます。
ストレス、遺伝、無意識下の模倣（母親が歯ぎしりをしていると一緒に寝ている子どもが無意識に真似をしてしまう）、睡眠時無呼吸症候群の存在、イビキ、かみ合わせの不良、寝相（うつ伏せ寝等）。

Q12 歯ぎしりはやめられないの？

A 現在の歯科医学では、残念ながら睡眠時の歯ぎしりや喰いしばりを止める有効な方法はありません。

解説：対処療法（病気や症状の原因を取り除くのではなく症状を抑える治療法）が主体となります。
対応にはマウスピース（ボクシングの選手が口の中にいれる装置に似ています）を作り調整したり、部分的に歯を削ったり修復材料を足したりしてかみ合わせを調整したりします。また寝る前に喰いしばらないように自己暗示をかけるのも有効です。

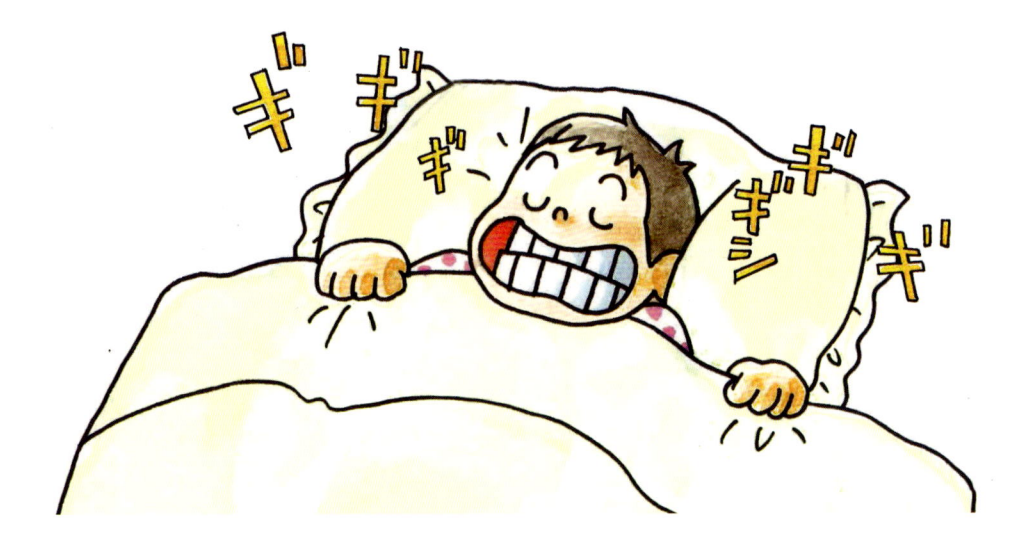

Q13 タバコは歯周病に良くないの？

A はい。良くありません。喫煙の害は呼吸器疾患の原因だけでなく心臓疾患に影響を与え、未熟児や低体重児出産の可能性が高くなったりします。

> **解説**：喫煙は、歯科疾患でも歯周病にもかかりやすくさせますし、喫煙者は唾液がでにくくなっておりむし歯の罹患率も高いのです。最近の調査では、歯周病の罹患率はタバコを吸う人は吸わない人の2〜9倍（軽度喫煙者とヘビースモーカーで差があります）に高まることが判明しました。またかかりやすいだけでなく、治療後の回復も悪いという研究結果も出ています。

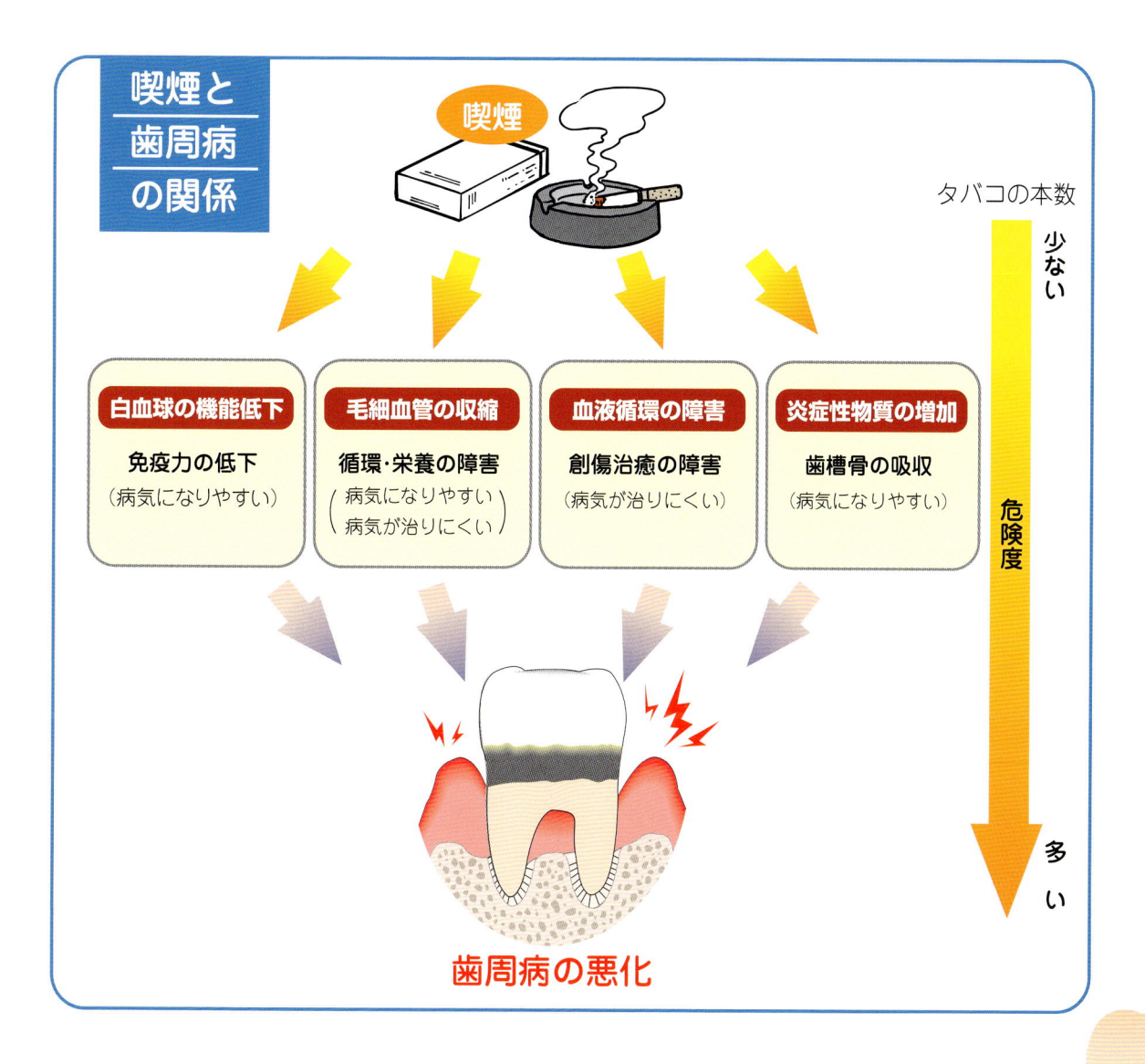

喫煙と歯周病の関係

喫煙

白血球の機能低下	毛細血管の収縮	血液循環の障害	炎症性物質の増加
免疫力の低下 （病気になりやすい）	循環・栄養の障害 （病気になりやすい 病気が治りにくい）	創傷治癒の障害 （病気が治りにくい）	歯槽骨の吸収 （病気になりやすい）

タバコの本数：少ない → 多い（危険度）

歯周病の悪化

Ⅳ Q&A
37

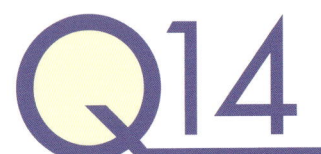

Q14 喫煙はタバコのヤニが歯に着くから歯周病に良くないの？

タバコが歯周病に影響があるのはヤニのせいではありません。

解説：喫煙は白血球の働きや免疫力が弱くなり、体の防御反応を低下させます。それはタバコに含まれるニコチン、タール、一酸化炭素などの有害物質が肺からだけではなく、口の中の粘膜や歯肉からも吸収され、粘膜や歯肉の細胞はタバコの有害物質が障害となり、正常な機能ができなくなるからです。
このような状況では、歯周病細菌に対して抵抗力が弱まるので、歯周病菌は増殖しやすくなり、歯周病の発症・進行を進めることとなります。こういったことから、喫煙者は歯周病になりやすく、歯周病になると悪化が早く、治療に際しても治り難く、再発もしやすいということになります。

Q15 なぜ歯並びがいい人と悪い人がいるの？

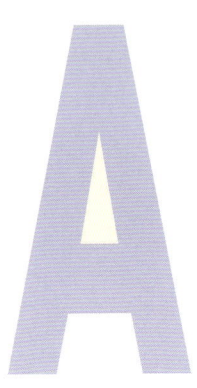

歯並びはあごの大きさに対して、歯の大きさのバランスが違うことによって起こります。

解説：歯列（歯並び）不正の原因のほとんどは、あごの大きさと歯の大きさのバランスの不調和です。
あごが小さく歯が大きい人は、歯列に叢生（重なり）がみられることが多いです。

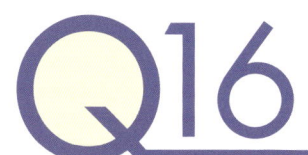

Q16 歯並びが悪いと歯周病にどんな影響があるの？

A 歯並びが悪いと歯磨きが不十分になり、細菌が残ってしまいます。また、歯と歯が近づきすぎているので歯の根と根の部分のあいだの骨が薄くなり、抵抗力の弱い骨になっているからです。

> **解説**：歯周病のリスクファクターのひとつに「歯根の近接」という因子があります。「歯根の近接」とは歯並びが悪かったり、また歯並びは悪くなくても歯の根が近づきすぎて、隣合う歯の根どおしが近接することです。
> 歯根が近すぎると清掃しにくくなり、歯周病のリスクが高くなります。また歯の根と根の間にある歯槽骨（歯の根が植わっている骨）も薄くなり、歯周病の細菌に対しての抵抗力が弱くなります。その改善には矯正治療が必要になることもあります。

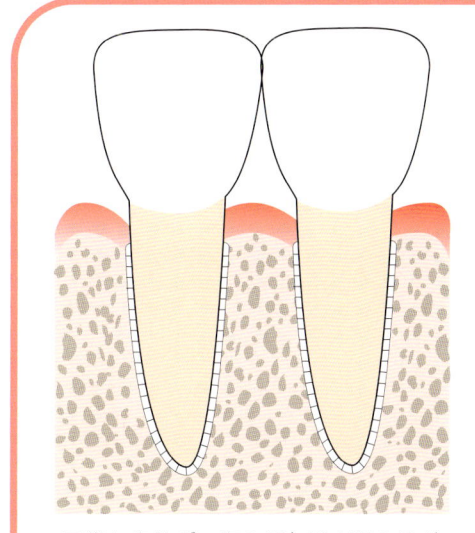

正常な歯並び：歯の根と根の間の骨がたくさんある状態

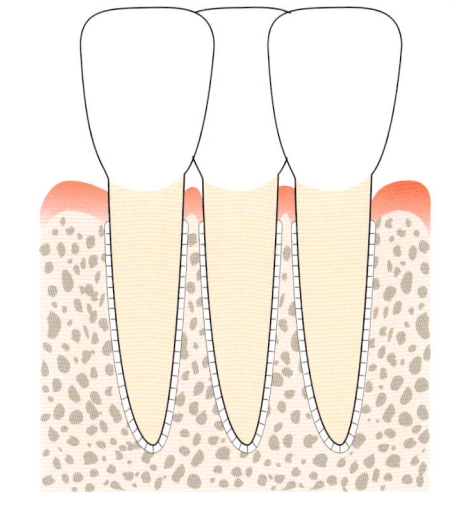

悪い歯並び：歯の根と根がくっつきすぎており、間の骨がうすくなっている

Q17 矯正治療は歯周病になった人でもできるの？何歳までできるの？

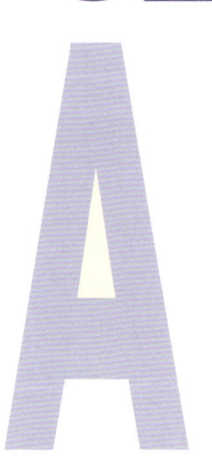

矯正治療は年齢に制限なく可能ですが、歯周病の症状が悪化する場合があり、注意が必要です。

解説：歯周病治療になった人も矯正治療はできますが、歯周病の症状が悪くなる事がありますので歯周病専門医の診断のもと、慎重に治療を進める必要があります。
可能であれば、矯正治療のできる歯周病専門医の受診が理想でしょう。

Q18 成人病はストレスが良くないと聞きましたが、どうしてですか？

心とからだはつながっています。つなげているものは自律神経です。そのバランスが崩れる原因はストレスです。ストレスによってこころと体の消耗が激しくなり、多くの病気のきっかけとなるためです。

解説：自律神経は交感神経と副交感神経から成り立っています。その働きですが、ヒトが興奮している時は交感神経が働き、心は高鳴り、からだ（筋肉など）は緊張します。逆に、ヒトがゆったりしている時は副交感神経が働いており、心はおだやかでからだはリラックスします。交感神経と副交感神経には適切なリズムがあり、このバランスがとれていると心もからだも健康なのです。
しかし精神的ストレスが加わると交感神経の緊張状態が持続し、心は疲れ不安になり、からだは緊張状態となりついには消耗します。多くの病気（約70％）はこのようなきっかけで始まるといわれています。胃潰瘍、潰瘍性大腸炎、高血圧、糖尿病、不眠、腰痛、膠原病、癌がこれに属する病気です。
ストレスの三大原因は１）働き過ぎ、２）心の悩み、３）薬の飲み過ぎです。

Q19 ストレスは歯周病によくないのですか？

ストレスは体の抵抗力や睡眠にも影響を与えるからよくないのです。さらに、不安定な精神状態での睡眠は歯ぎしりなどもおこします。

解説：ストレスが加わると交感神経が緊張し活性酸素が作られます。ストレスが多くなり、活性酸素の量も増えると成人病や膠原病（リュウマチなど）になりやすくなります。活性酸素は歯周病にもなりやすくさせるのです。
またその様な精神状態だと睡眠にも影響を及ぼし、歯ぎしりや喰いしばりなどをおこしやすくします。歯ぎしりなども歯周病を悪化させます（P.34参照）。

Q20 口で息をすると歯に良くないと聞きましたが、なぜですか？

口で息をすると歯肉が乾き、歯肉の抵抗力が下がるためです。

解説：歯肉や頬の内側や舌などは粘膜です。粘膜は栄養分を吸収したり排泄したりします。また皮膚と比べて構造的に弱いのです。そため粘液を出して細菌等の異物を洗浄し、濡れを保つことで抵抗力を増しています。したがって粘膜が乾くと抵抗力が低下し、感染しやすくなります。
口呼吸の原因は完全には解明されていませんが、幼少期に鼻が悪くて口で息をする習慣がつくと、なかなか治りにくいといわれています。顎の大きさも呼吸に影響がある様です。
現代人は、顎が小さくなったといわれています。成長期に矯正治療を行うことは呼吸の改善には有効といわれています。矯正や歯周病の専門の先生と良くご相談ください。

Q21 歯を治したことで、歯周病になりやすくなることがあるのですか？

はい。可能性はあります。

解説：歯の治療で用いる修復物により、自然な歯のふくらみや形が変われば、ブラッシングによる清掃のしやすさも違ってきます。また歯にフィットしていない修復物は、細菌のかっこうの隠れ家になります。修復治療をしていない歯でも歯周病になるのですから、修復物をかぶせた歯は歯周病になりやすい歯になったといえます。

かみ合わせが適切でない修復物は、前述の咬合性外傷を受けやすくなります。かみ合わせが高い修復物は、その歯に負担がかかり、逆にかみ合わせが低い修復物は、その周囲の歯に負担がかかり歯周病のリスクが高くなります。

たとえ一本のむし歯治療でも、治療方法をくわしく説明してくれて、治療の時間を多く確保してくれる先生を選びたいものです。

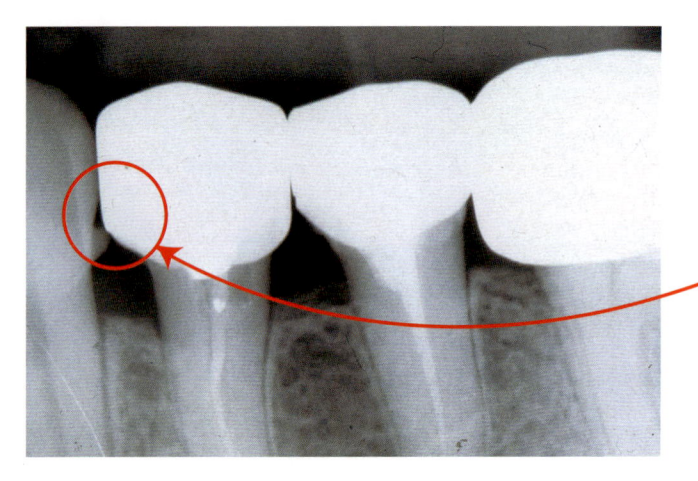

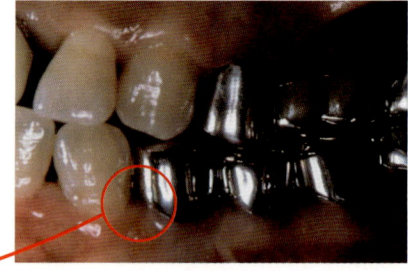

歯にフィットしていない
清掃しにくい

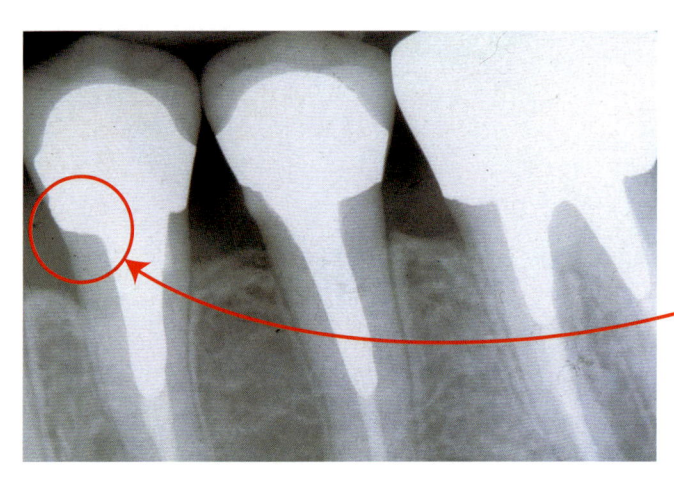

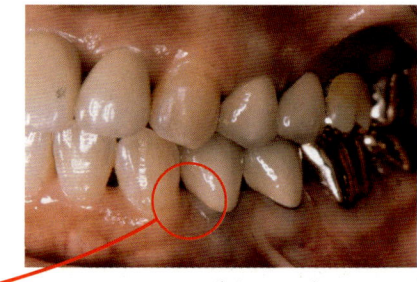

歯にフィットしていて
清掃しやすい

（若林健史：nico, p17, クインテッセンス出版, 2007）

V おわりに

1 今後の歯周病治療（予防）

　私の診療室には、歯周病のお悩みを持った患者さんがたくさん来院されます。そのお悩みのひとつに、このようなお話があります。信頼し通院していた歯医者さんに歯がぐらぐらしてきたことを伝えると、「体質だから抜くしかしょうがない」といわれ、何本も抜歯を繰り返していました。その患者さんは「歯医者さんがいわれることは正しい」と疑いも持たず通院していたそうです。ある時、新聞で歯周病専門医という歯科医がいることを知り、来院されました。お話を伺うと歯周病に対する治療を全く受けた経験がありませんでした。診査の結果、歯周病は顕著に進行しており、治療が施せる状態ではありませんでした。それをお伝えすると、診察室で涙してしまいました。

　歯周病は国民病ともいわれています。中高年以上の抜歯の原因では第1位なのです。またその歯周病が心臓や脳の血管にまで影響を与え、医療界外の雑誌、新聞などでも話題になっております。この様に大変話題の多い歯周病ですが、依然として国民への理解が深まらず、不幸な思いをする患者さんが減らないのはなぜでしょうか。

　現在、日本でもようやく専門医制度の構築が始まりましたが、日本の歯科医師約10万人の中で、日本歯周病学会の会員数は約6,000名です。さらにその中で歯周病専門医は600名しかおりません（平成19年現在）。歯周病を治そうとする思いが日本の歯科医療の中に浸透していないのが実情です。したがって国民への啓蒙活動も十分ではなく、正しい理解が得られていないのも理由のひとつでしょう。

　先ほども述べましたが、私の診療室には遠方から来院されている患者さんが多数おられます。お話を伺うと、インターネットや雑誌などを駆使し、ご自身の努力で歯周病専門医を探されているようです。今後は地域医療の中で、他の一般歯科医院や病院、医院からもご紹介できるような、より利便性があり、質の高い専門医制度の構築が必要であると痛感しております。

2 日本臨床歯周病学会

　国民病といわれる歯周病も歯科医学の進歩から、その原因も予防法も解明されつつあります。「歯周組織再生療法」「インプラント」「歯周矯正治療」「歯周補綴治療」などを応用し、困難な症例にも対応可能となりました。しかし治療はわれわれ術者だけが努力しても効果は得られません。歯周病を治すにはまず患者さんが病気を理解し、生活習慣に多く存在する「危険因子」を可能な限り排除しなければなりません。また治療後は「専門的な管理」も必要になります。
　そうです、歯周病治療には沢山のエネルギーが必要なのです。

　私が大学を卒業した当時（平成2年卒）、歯周病治療の知識を深める専門的な集まりに籍を置きたいと考え「臨床歯周病談話会（現NPO法人日本臨床歯周病学会）」に入会致しました。当時この会は会員数300名程でしたが、現在は1,500名を超える会員数の「歯周病治療を探求する開業医の学会」へと発展いたしました。患者さんに最も身近な開業医としてできることをこの会で学べたことが、現在の私を支えているといっても過言ではありません。今後も本学会のような臨床家の集団会が多数作られ、得られた技術と知識をさらに国民へ還元できることを熱望します。

〈参考文献〉
1）若林勝夫：抜かないための歯槽膿漏の患者学、人間と歴史社、1987.
2）中村公雄、小野善弘：科学が生んだ歯の治療インプラント、クインテッセンス出版、2001.
3）東京医科歯科大学医学部歯学部合同バージャー病研究班報告、2005.
4）古市保志：歯周病と早産・低体重児出産、日本歯周病学会誌、2007.

あとがき

　今回この本の執筆という大役のお話をいただいた時、なぜ私にと思いました。製作の担当者は「患者さんと接する機会が最も多い開業医の先生に、歯周病の臨床について分かりやすく、本音を語った解説本を作って戴きたい」といっていました。

　われわれ開業医は大学病院や保健所等に勤務されている先生と比べて、患者さんに接する事が多いのですが、診療に追われ十分な説明の時間を確保できないという実情があります。私も常日頃、患者さんに歯周病についてもっと詳しくお話がしたいと思っておりましたし、また歯周病に対するお悩みも沢山伺える立場にあります。そんなお悩みにお答えする様な、分かりやすい解説本を私に作れるかどうか不安がありましたが、せっかく戴いた貴重な機会に、皆さんにお伝えしたいことをありのまま綴ってみようと、執筆の決心を致しました。

　わかりやすい解説本を作るため、説明の言葉をなるべく少なくし、絵やイラストを用いて解説しようと考えておりましたが、実際筆を手にするとお話したいこと、いいたいことが次から次へと頭をよぎり、結果的に文章の多い本になってしまったのではないかと心配しております。待合室に置いて戴いた先生には、本の内容について患者さんから多々ご質問があるかもしれませんが、私に代わって詳しくご説明をして戴けるとありがたいです。

　最後に、この本の執筆に多大なご指導を下さいました若林健史先生、執筆の機会を与えて下さり、校正から編集まで大変お世話になりました（財）口腔保健協会の担当者、さらに、日頃の診療や職務に追われ多忙な私を陰ながら支えてくれております「いいの歯科医院」のスタッフと私の家族に感謝の意を表したいと思います。

飯野文彦

著者略歴

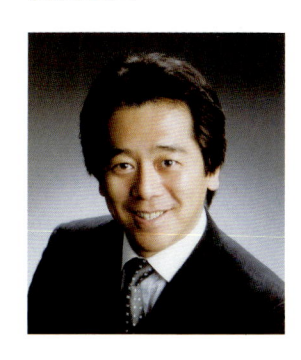

若林健史
1957年　生まれ
1982年　日本大学松戸歯学部卒業
現　在　東京都渋谷区にて「若林歯科医院」を開業
　　　　NPO法人 日本歯周病学会認定歯周病専門医
　　　　NPO法人 日本臨床歯周病学会指導医
　　　　米国歯周病学会会員

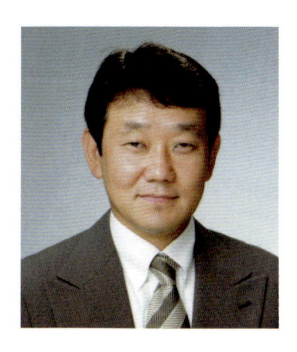

飯野文彦
1965年　生まれ
1990年　日本大学松戸歯学部卒業
現　在　東京都中野区にて「いいの歯科医院」を開業
　　　　NPO法人 日本歯周病学会認定歯周病専門医
　　　　NPO法人 日本臨床歯周病学会認定医
　　　　米国歯周病学会会員

デザイン：近野裕一
イラスト：花崎企画

患者さんのための歯周病治療 ── 歯周病を理解するために ──

2007年6月20日　第1版・第1刷発行

著　者　若林健史・飯野文彦

発　行　財団法人　口腔保健協会

〒170-0003　東京都豊島区駒込1-43-9
振替00130-6-9297　Tel.03-3947-8301(代)
Fax.03-3947-8073
http://www.kokuhoken.or.jp/

乱丁、落下の際はお取り替えいたします。
© Fumihiko Iino, et al 2007, Printed in Japan ［検印廃止］
ISBN978-4-89605-232-9　C3047

本書の内容を無断で複写・複製・転写すると、著作権・出版権の侵害となることがありますのでご注意ください。

関連書籍

07年刊

患者さんのためのインプラント
―インプラントの正しい知識―

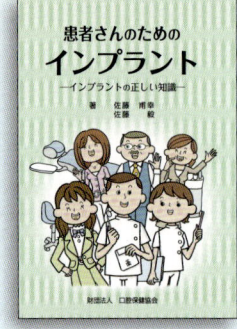

著　佐藤甫幸／佐藤　毅

インプラント治療を安心・確実に受けていただくためには，治療に対する患者さんと歯科医師との共通の理解が欠かせません。

本書は前半で，インプラントとは何か，治療の進め方，適応症，義歯やブリッジなどの従来法との違い，実際の症例，術後の留意点などをイラスト・写真を多用してわかりやすく説明しています。後半では，前半で書ききれなかったことや，スタッフによく寄せられる質問についてQ&A形式で解説しました。インプラント治療を患者さんに十分に理解していただくための説明書として，待合室やチェアサイドにお備えいただき，ぜひご活用下さい。

ISBN978-4-89605-227-5

● A4判　● オールカラー　● 46ページ　● 定価2,940円（本体2,800円+税5%）　● 送料290円

好評！

歯医者に聞きたい歯の治療
―歯が痛み出したときに読む本―

著　太田武雄

患者さんが知りたがっている歯の話，患者さんに伝えたい歯科医療の話題・知識など，34項目をやさしく解説しました。

歯の痛みの主な原因であるむし歯と歯周病を中心に，その原因，予防法，症状，治療法などを患者さんの目線でやさしく解説しました。歯科医が治療の説明をする時に本書をお見せいただければ患者さんの理解がより深まりますし，患者さんご自身でも，現在の症状からその進行度や治療法を検索し，ご自分の現在の状態が把握できるようになっています。

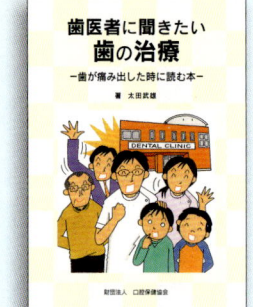

ISBN4-89605-205-6

● A4判　● オールカラー　● 48ページ　● 定価2,940円（本体2,800円+税5%）　● 送料290円